妇产科
常见病与多发病诊疗

主编 范永瑞 韩海英 杨继华 吕 敏

U0339829

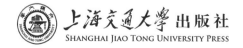
上海交通大学出版社
SHANGHAI JIAO TONG UNIVERSITY PRESS

内容提要

本书通过结合临床医师的诊疗思维与临床实践，先介绍妇产科的常用检查，而后系统阐述了女性生殖器官发育异常、妇科肿瘤、异常分娩、胎儿附属物异常、胎儿异常与多胎妊娠、妊娠的合并症以及妊娠并发症等内容。本书切实贴合从诊断到治疗再到预防的临床思路，对妇产科常见疾病的病因、病理生理、临床表现、诊断、治疗、预防等内容进行重点编写，具有科学性、权威性、先进性和强指导性的特点，可为妇产科医师、其他相关专业医师与在校医学生阅读使用。

图书在版编目（CIP）数据

妇产科常见病与多发病诊疗 / 范永瑞等主编. --上海 : 上海交通大学出版社，2021.12
ISBN 978-7-313-26095-6

Ⅰ．①妇… Ⅱ．①范… Ⅲ．①妇产科病－诊疗 Ⅳ.
①R71

中国版本图书馆CIP数据核字（2021）第253676号

妇产科常见病与多发病诊疗
FUCHANKE CHANGJIANBING YU DUOFABING ZHENLIAO

主　　编：	范永瑞　韩海英　杨继华　吕　敏		
出版发行	上海交通大学出版社	地　　址：	上海市番禺路951号
邮政编码	200030	电　　话：	021-64071208
印　　制	广东虎彩云印刷有限公司		
开　　本：	710mm×1000mm 1/16	经　　销：	全国新华书店
字　　数：	235千字	印　　张：	13.5
版　　次：	2023年1月第1版	插　　页：	2
书　　号：	ISBN 978-7-313-26095-6	印　　次：	2023年1月第1次印刷
定　　价：	198.00元		

编委会

主 编

范永瑞　韩海英　杨继华　吕　敏

副主编

姜　琳　程　溥　闫益芬　兰　易

编　委（按姓氏笔画排序）

兰　易（重庆市妇幼保健院）

吕　敏（山东省临朐县中医院）

闫益芬（湖北省十堰市人民医院）

杨继华（山东省菏泽市巨野县北城医院）

范永瑞（山东省冠县新华医院）

姜　琳（新疆维吾尔自治区乌鲁木齐市第一人民医院）

韩海英（山东阳光融和医院有限责任公司）

程　溥（浙江大学医学院附属第二医院）

戴元权（山东中医药大学附属医院）

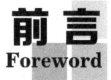

前言
Foreword

妇产科作为临床医学四大主要学科之一,主要研究女性生殖系统疾病的病因、病理生理、诊断及防治,妊娠、分娩的生理和病理变化,高危妊娠及难产的预防和诊治,女性生殖内分泌,妇女保健等内容。妇产科与外科、内科、儿科学等临床学科有密切的联系,需要融合现代诊疗技术及临床药理学、病理学、胚胎学、解剖学、流行病学等多学科知识,是一门具有特点并要求其专业医师具备综合临床基础知识的学科。

近年来,对与妇产相关学科的基础理论研究的深入和医学技术的进步,使得妇产学科有了巨大变化和长足发展;一些新理论、新技术和新防治方法大量涌现,也极大地推动了临床妇产医学的发展。同时,随着人们生活方式的改变及生活节奏的不规律,妇产科疾病的发病率随之提升,这对于临床医师来说是一项重大挑战。作为奋战在妇产科临床一线的医务工作者,只有不断学习妇产科前沿知识,才能与时俱进、不断创新,跟上妇产科发展的趋势,从而更快地为患者解除痛苦。因此,我们邀请了众多具有丰富经验的临床妇产方面的专家编写了《妇产科常见病与多发病诊疗》一书。

在编撰过程中,本书将临床医师成熟的诊疗思维,以及其渊博的医学知识和丰富的临床经验融汇一体,系统地阐述了妇产科常用检查、女性生殖器官发育异常、妇科肿瘤、异常分娩、胎儿附属物异常、胎儿异常与多胎妊娠、妊娠的合并症以及妊娠并发症等内容。本书的编写侧重于临床医师在工作中的实用参考价值,切实贴合从诊断到治疗再到预防的临床思路,对妇产科常见疾病的病因、临床表现、诊断、治疗及预防进行重点编写。此外增加了对新技术、新理论、新进展的介绍,有助于临床医师对妇产科常见病、多发病迅速做出正确诊断,制订合适的治疗方案,可以为妇产科医师、其他相关专业医师及在校医学生参考使用。

　　本书编者在编写过程中,参阅大量的国内外相关文献、指南,力求为广大读者培养新的临床思维方式。但由于编者编写经验不足,加之编写时间有限,书中存在的疏漏与错误之处,还望广大读者不吝指正,以期再版时予以修订、完善。

《妇产科常见病与多发病诊疗》编委会
2021 年 6 月

目 录
Contents

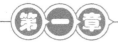

妇产科常用检查

第一节　女性生殖道细胞学检查

宫颈阴道脱落细胞学检查能简便有效地进行宫颈癌的筛查和预防,及早发现宫颈癌及其癌前病变,有效降低宫颈癌的发生率和死亡率。采用 TBS 细胞学分类提高了异常上皮细胞的检出率,较准确地反映了宫颈病变的本质,为患者做进一步检查和临床处理提供了明确的指导依据。

女性生殖道细胞包括来自阴道、宫颈、子宫和输卵管的上皮细胞。生殖道脱落细胞包括阴道上段、宫颈阴道部、子宫、输卵管及腹腔的上皮细胞,其中以阴道上段、宫颈阴道部的上皮细胞为主。临床上常通过宫颈阴道脱落细胞学检查来反映其生理及病理变化。宫颈阴道脱落细胞受性激素的影响出现周期性变化,因此,检查宫颈阴道脱落细胞可反映体内性激素水平。最重要的在于通过宫颈阴道脱落细胞学检查能简便有效地进行宫颈癌的筛查和预防,及早发现宫颈癌及其癌前病变,有效降低宫颈癌的发生率和死亡率。

一、细胞学检查取材、制片及相关技术

收集足量、有代表性的样本是宫颈细胞学检查的关键环节。宫颈细胞学假阴性率与样本的取材及制片失误密切相关,因此临床医师正确取材以获得高质量的宫颈细胞学涂片,对提高诊断的阳性率和准确性起到至关重要的作用。

(一)标本采集检查时间

样本采集最佳时间是在月经周期的第 15～25 天,避免月经期检查;采取标本前 24 小时内禁止性生活、阴道检查、灌洗及阴道用药,取材用具必须清洁干燥。

(二)标本取材

传统细胞学制片(巴氏细胞学涂片)已很少用,现在绝大多数采用液基制片细胞学检查,它改善了由于传统巴氏涂片上存在着大量的红细胞、白细胞、黏液及脱落坏死组织等而造成的 50%～60% 假阴性。液基细胞学涂片与常规涂片的操作方法不同,它利用特制小刷子刷取宫颈细胞,取材应在宫颈外口鳞状上皮与柱状上皮交接处,将特制小刷子尖端对准宫颈口,以宫颈外口为圆心,紧贴宫颈表面旋转 3 周刷取细胞,标本取出后立即洗入有细胞保存液的小瓶中,通过高精密度过滤膜过滤,将标本中的杂质分离,并使滤后的上皮细胞呈单层均匀地分布在玻片上。这种制片方法几乎保存了取材器上所有的细胞,且去除了标本中杂质的干扰,避免了细胞的过度重叠,使不正常细胞更容易被识别。利用薄层液基细胞学技术可将识别宫颈上皮内病变的灵敏度和特异度提高至 85% 和 90% 左右。此外,该技术一次取样可多次重复制片,并可供做人乳头瘤病毒(human papilloma virus,HPV)的 DNA 检测和自动阅片。

(三)染色方法

细胞学染色方法有多种,如巴氏染色法、邵氏染色法及其他改良染色法。目前世界公认的标准宫颈细胞学染色方法仍是巴氏染色法,是早期诊断宫颈癌的关键性技术,其特点:细胞核细微结构清晰,能辨认染色质,细胞透明度好,色彩丰富鲜艳,能显示鳞状上皮不同角化程度。

(四)辅助诊断技术

辅助诊断技术包括免疫细胞化学、原位杂交技术、影像分析、流式细胞测量及自动筛选和人工智能系统等。

二、正常宫颈阴道细胞的形态特征

(一)鳞状上皮细胞

阴道及宫颈阴道部被覆非角化复层鳞状上皮细胞。鳞状上皮细胞由浅到深分为四层:表层细胞、中间层细胞、副基底层细胞、基底层细胞。上皮层可随子宫内膜周期性改变而改变。细胞由底层向表层逐渐成熟,鳞状上皮细胞的成熟过程是细胞由小逐渐变大;细胞形态由圆形变为舟形、多边形;细胞质染色由蓝染变为粉染;细胞质由厚变薄;细胞核由大变小,染色质由疏松变为致密。

1.表层细胞

成熟鳞状上皮细胞,直径 40～60 μm,细胞大而扁平,呈多边形,常单个存在,细胞质薄而透明,浅蓝色或浅红色,核小固缩,位于细胞中央,染色质疏松。表层细胞是育龄妇女巴氏涂片中最常见的细胞。雌激素刺激可使表层上皮细胞成熟,最常见于月经前半周期、排卵后和雌激素较高状态;妊娠、更年期、激素水平低下时成熟表层细胞比例减少。

2. 中间层细胞

中间层与表层上皮细胞大小类似,直径 35～50 μm,舟状,呈多边形或卵圆形;细胞质较丰富,嗜碱性,浅蓝色或浅绿色,核圆形或卵圆形,直径 7～8 μm,染色质细颗粒状,疏松,核质比例低。中间层细胞核的大小及核染色质情况是判读上皮细胞病变的重要参考指标。

3. 副基底层细胞

副基底层细胞为不成熟的鳞状上皮细胞,直径 12～30 μm,单个或片状出现。细胞呈圆形或卵圆形,细胞质较厚,深绿色,边界光滑,细胞核圆形或卵圆形,位于中央,染色质呈细颗粒状,均匀分布。巴氏涂片中主要以副基底细胞为主,代表上皮不完全分化,上皮萎缩。常见于儿童及产后、哺乳和绝经后的女性。

4. 基底层细胞

基底层细胞与基底膜相连,位于上皮最底层,类似副基底层细胞,为未分化细胞,细胞小,直径 10～12 μm,类似组织细胞。细胞呈圆球形,核圆居中,染色质细、均匀,细胞质少,呈嗜碱性染色,核质比 1:1。一般宫颈细胞学涂片中不会见到,仅见于严重萎缩和高度损伤上皮,常伴有副基底层细胞。

(二)腺上皮细胞

腺上皮细胞又分为宫颈腺上皮细胞和子宫内膜细胞。

1. 宫颈腺上皮细胞

宫颈管被覆单层柱状上皮细胞,多为具有分泌功能的黏液腺上皮细胞,在宫颈刮片中可找到。宫颈腺上皮细胞单个或成团、片状分布,呈多角形"蜂窝状"或"栅栏状"的平铺二维结构;细胞为高柱状或立方状,核位于基底部,呈圆形或卵圆形,染色质细,分布均匀,细胞质稀薄,充满淡蓝色黏液,部分有分泌空泡。

2. 子宫内膜细胞

子宫内膜细胞包括子宫内膜腺细胞和间质细胞,均可出现在巴氏涂片中。细胞团呈小的三维立体结构,排列紧密,细胞呈圆形或卵圆形,核偏位、圆形、深染,核仁小或未见,染色质细、均匀,细胞质极少,嗜碱性,核质比高。子宫内膜细胞多见于月经周期的前半期,数量少,对于无临床症状绝经前妇女发现有子宫内膜细胞,无需进一步评估;而绝经后妇女巴氏涂片中见有子宫内膜细胞,则需要进一步检查宫腔内膜情况。

(三)非上皮成分

非上皮成分如吞噬细胞、白细胞、淋巴细胞、红细胞等。

三、反应性及微生物感染性病变中宫颈阴道脱落细胞的形态改变

(一)良性反应性改变

引起宫颈细胞反应性或修复性改变的常见原因:感染、炎症、放疗、宫内节育器、萎缩、创伤、刺激等。修复性改变可累及成熟或化生的鳞状细胞和腺上皮细胞,修复的特征是增大的细胞核和明显的核仁,易被误认为存在严重病变。但在修复过程中,细胞呈单层,核极向一致,呈流水状排列。如果出现明显的核大小不等、染色质分布不均、核仁大小和形状不等的非典型修复性变化,可以判读为非典型鳞状细胞或非典型腺细胞。

(二)微生物感染

1.细菌感染

常见的病原体有阴道嗜血杆菌、放线菌、纤毛菌和沙眼衣原体等。细菌性阴道病不是由单一细菌所致,而是正常菌群失调,多种细菌取代正常乳酸杆菌而大量生长,导致细菌性阴道病的发生。涂片中单个鳞状细胞被一层细菌覆盖,看似一个绒球,表面模糊有斑点和细小颗粒,胞核不清,这种鳞状细胞称为线索细胞。放线菌为有分支的丝状菌,涂片中见成团深嗜碱性、大小不一的球状物,似"棉花团",为缠绕成团的细丝状病原体,周边呈放射状排列,常伴有大量白细胞的急性炎症背景。

2.病毒感染

常见的病毒包括人乳头瘤病毒、单纯疱疹病毒、巨细胞病毒。单纯疱疹病毒感染不成熟鳞状细胞、化生细胞及黏液腺上皮细胞,最具特征性改变是病变细胞内多个细胞核紧密重叠或呈镶嵌状,细胞核呈均匀毛玻璃状,可见致密嗜酸性包涵体。巨细胞病毒感染在巴氏涂片中较少被发现。

3.真菌感染

90%阴道真菌感染由白色念珠菌所致,在巴氏涂片中可见芽生酵母(孢子)和假菌丝,两者常共存,孢子 3～7 μm,有包膜,圆形或卵圆形,假菌丝呈淡粉色或蓝色,液基涂片中常见到被菌丝"串起"的缗钱状鳞状细胞和白细胞核碎片。

4.寄生虫感染

寄生虫感染常见于阴道滴虫感染,呈单个分散或成团存在。虫体呈倒置的

梨形、圆形或椭圆形,直径 15～30 μm;胞质灰蓝色浅染常伴有嗜酸性颗粒;细胞核小,呈椭圆形或梭形,偏位,染色淡,位于虫体的前端约 1/3 处;鞭毛通常不易见到。细胞核是诊断阴道滴虫感染的必要条件。

四、异常宫颈阴道脱落细胞的形态改变

(一)鳞状上皮细胞异常

2014 年 TBS 宫颈细胞学命名系统将鳞状上皮细胞异常分为非典型鳞状细胞、鳞状上皮内病变以及鳞状细胞癌。常常通过鳞状细胞成熟度、细胞核形态、异型细胞数量这 3 个主要指标判读鳞状上皮内病变程度。

1.低级别鳞状上皮内病变(low-grade squamous intraepithelial lesion,LSIL)

多数低级别鳞状上皮内病变由高危型 HPV 感染所致,包括典型 HPV 感染引起的挖空细胞形态学改变和传统轻度异型增生细胞(非挖空细胞)。其特征性改变:累及中表层鳞状细胞,呈多边形,细胞质成熟,淡蓝色或淡红色,细胞核增大,至少达正常中层鳞状细胞核的 3 倍。挖空细胞表现为核周空晕及细胞质外围浓染区,核增大、深染,双核或多核,核膜轻度不规则,无核仁。只有核周空晕,而无核的异型性时不足以诊断 LSIL。

2.高级别鳞状上皮内病变(high-grade squamous intraepithelial lesion,HSIL)

几乎所有高级别鳞状上皮内病变由高危型 HPV 感染引起,作为浸润性鳞状细胞癌的癌前病变,在宫颈细胞学检测中发现,能有效预防宫颈癌的发生。不同于 LSIL,HSIL 通常为不成熟鳞状细胞,呈单个、成片或合胞体样聚集,细胞小,胞核增大、深染,染色质粗糙,核膜不规则,细胞质形态多样,可表现为不成熟、淡染或化生性浓染,细胞质稀少,核质比增大。与 HSIL 形态相似的细胞改变包括不成熟鳞化、萎缩、子宫内膜细胞、宫内节育器反应细胞等,需要进行鉴别诊断;正确判读 HSIL 不仅关系到患者的治疗处理,对病理诊断医师也是一个挑战。

3.鳞状细胞癌

常见角化型鳞状细胞癌和非角化型鳞状细胞癌两种类型,两者细胞学特征并不相同。经典鳞状细胞癌特征:核增大,核膜不规则,核深染不均匀,染色质呈粗块状,大而显著的核仁,嗜碱性浓染细胞质。角化型鳞状细胞癌特征出现奇异形细胞,细胞形状多变,呈梭形、蝌蚪状或带尾巴,常伴角化过度、角化不良,细胞多形性明显。肿瘤素质通常可见,是间质浸润的最重要细胞学特征。

4.非典型鳞状细胞,不能明确意义(ASC-US)

非典型鳞状细胞,不能明确意义(atypical squamous cell of undetermined

significance,ASC-US)指细胞学改变提示 LSIL 可能,但无论质量还是数量都不足以明确诊断。诊断 ASC-US 需要三个基本特征:鳞状分化、核质比升高及细胞核改变(包括轻度核深染和核不规则)。尽管 ASC-US 诊断的重复性较差,但 ASC-US 判读标准有助于提高诊断潜在癌前病变或浸润性癌的敏感性,但对其诊断比例应该控制在 5% 以下。

5.非典型鳞状细胞,不除外高度鳞状上皮内病变

非典型鳞状细胞,不除外高度鳞状上皮内病变(atypical squamous cells,except highly squamous intraepithelial lesions,ASC-H)少见,通常占 ASC 的 5%~10%。指细胞学改变提示 HSIL,但缺乏明确诊断 HSIL 所要求的标准。所以 ASC-H 为可疑 HSIL,包括真正的 HSIL 及类似 HSIL 的良性病变。

6.低度鳞状上皮内病变,不除外高度鳞状上皮内病变

低度鳞状上皮内病变,不除外高度鳞状上皮内病变在 2014 年 TBS 新分类中提出了此诊断术语。指细胞具有明确 LSIL 特征,但少数细胞提示 HSIL 或 ASC-H。越来越多的组织学随访结果显示 LSIL 和 ASC-H 患者罹患高级别鳞状上皮内病变的风险介于 LSIL 和 HSIL 之间,应该接受阴道镜检查,而不是做高危 HPV 检测。

(二)腺上皮细胞异常

1.宫颈原位腺癌(adenocarcinoma in situ,AIS)

宫颈原位腺癌是浸润性腺癌的癌前病变。作为独立的诊断术语,细胞学判读准确性及重复性都很高。细胞学特征包括结构异常和细胞异常,结构异常表现为深染拥挤细胞群,呈现腺分化:条带状或菊形团状,羽毛状或短鸟尾样排列;细胞核质比增高,细胞核增大、拉长(雪茄烟样外观)并形成复层结构,核仁不明显,核分裂常见,背景干净。AIS 常伴随浸润性腺癌和鳞状上皮内病变。

2.宫颈腺癌

多数宫颈腺癌的细胞学具有 AIS 的部分特征,但细胞排列极性消失,并具有侵袭特征,表现为具有肿瘤素质,大量单个异常细胞,显著的核仁。相当数量的浸润性腺癌与 AIS 无法鉴别,但多数病例可以解释为倾向或怀疑腺癌。

3.子宫内膜腺癌

子宫内膜腺癌的敏感性极低,也是宫颈细胞学检查的一个难题。其细胞学改变主要依据肿瘤的类型和级别而变化。通常形成三维立体细胞簇,细胞质少、嗜碱性,常有空泡,细胞质内常见中性粒细胞;胞核增大,染色质分布不均,染色质旁区空亮,核仁小而明显,肿瘤水样素质不明显。

4.非典型腺细胞(atypical glandular cells,AGC)

非典型腺细胞来源于腺上皮的异常细胞常难以确定是肿瘤性还是反应性,只要腺细胞核的异型超过了明显反应性或修复性改变,但又缺乏明确 AIS 或浸润性腺癌的特征,就归入非典型腺细胞。一旦判读为 AGC 后,要尽可能细分,以确定其来源于宫颈管或子宫内膜,如果细胞来源不能确定,则使用广义的无指定腺细胞。非典型宫颈管细胞若倾向于肿瘤时,需进一步证明。

五、宫颈和阴道细胞学诊断的报告形式

20 世纪 40 年代,巴氏 5 级分类法开始广泛应用于宫颈癌的筛查、预防,极大地降低了宫颈癌的发病率和死亡率,是过去 50 年中最有效的宫颈癌筛查方法。巴氏分类法的局限性在于采用分级诊断,对癌和癌前病变没有明确的诊断标准,可重复性差;标本采集和制片方法简单、粗糙,不能制作满意的细胞标本,造成诊断困难,存在较高的假阳性率和假阴性率。为了使宫颈细胞学的诊断报告与组织病理学诊断术语一致,使细胞学报告与临床处理密切结合,1988 年美国制定宫颈细胞学 Bethesda 报告系统,经 1991 年、2001 年及 2014 年 3 次修订,这种描述性的诊断方法已成为国际通用的宫颈细胞学报告方式,在中国已逐渐替代传统的巴氏 5 级分类法。TBS 分类改良了以下 3 个方面:①TBS 细胞学分类采用接近组织病理学诊断的描述性术语,突破了巴氏 5 级分类法"癌"和"非癌"的局限性,对癌前病变的细胞学形态表现有明确的诊断标准。②与传统的巴氏 5 级分类法相比较,增加了标本满意度评估,增加了腺上皮病变的诊断,并且将鳞和腺病变分类更加细化,与组织学诊断术语的对应性更好。③TBS 细胞学分类提高了异常上皮细胞的检出率,较准确地反映了宫颈病变的本质,为患者做进一步检查和临床处理提供了明确的指导依据。

2014 年 TBS 描述性诊断报告主要包括 3 项基本内容:①标本评估;②总分类;③描述性命名(判读和结果)。

(一)标本类型

标本类型指巴氏涂片、液基制片或其他。

(二)标本质量评估

1.满意

描述是否存在宫颈或移行带细胞成分和其他质控指标,例如部分细胞成分被血遮盖和炎症等。

2.不满意

拒收或未进入制片过程(详述原因);标本经制片并进行了阅片,但对判读上皮异常不满意(说明原因)。

(三)总分类

未见上皮内病变或恶性病变;上皮细胞异常:见描述结果(详细说明鳞状上皮、腺上皮)。

(四)判读意见和结果

1.未见上皮内病变或恶性病变

在没有瘤变的细胞学证据时,要在前面的总分类和(或)报告的描述结果中陈述是否有微生物或其他非肿瘤性的细胞形态特征。

(1)正常细胞成分:鳞状细胞;腺上皮细胞;子宫内膜细胞;子宫下段内膜细胞。

(2)非肿瘤性所见如下所述。①非肿瘤性细胞改变:鳞状细胞化生;角化鳞状细胞;输卵管化生;萎缩;怀孕相关细胞改变。②反应性细胞改变:炎症(包括典型修复细胞)、淋巴细胞(滤泡)性宫颈炎、放疗、宫内节育器、萎缩。③子宫切除后出现腺细胞。

(3)微生物:①滴虫性阴道炎;②真菌感染,形态符合念珠菌属;③阴道菌群变异提示细菌性阴道病;④细菌形态符合放线菌属;⑤细胞形态改变符合单纯疱疹病毒感染。

2.上皮细胞异常

(1)鳞状上皮细胞异常。①非典型鳞状细胞:非典型鳞状细胞,意义不明确;非典型鳞状细胞,不除外高度鳞状上皮内病变。②低级别鳞状上皮内病变:包括HPV感染,轻度非典型增生、宫颈上皮内瘤变(cervical intraepithelial neoplasia, CIN)1级。③高级别鳞状上皮内病变:包括中、重度非典型增生,原位癌,CIN 2和CIN 3。④鳞癌。

(2)腺上皮细胞异常。①非典型腺上皮细胞包括宫颈管细胞;子宫内膜细胞;非指定腺细胞。②非典型腺上皮细胞包括宫颈管细胞,倾向瘤变;非指定腺细胞。③宫颈管原位腺癌。④腺癌包括宫颈管腺癌;子宫内膜腺癌;子宫外腺癌;无特殊类型腺癌。

3.子宫内膜细胞

患者≥45岁,如果未见鳞状上皮内病变则详细说明。

4.其他恶性肿瘤

其他恶性肿瘤需做具体说明。

(五)细胞自动阅片

如果阅片是用自动化设备检查的,说明其方法和结果。

(六)辅助实验

简洁描述实验方法并报告结果,使之更易为临床医师所理解。

(七)教育注释及建议

建议应确切并与专业人员组织出版的临床随访原则相一致。

六、宫颈癌筛查指南及临床处理

2011 年,美国癌症学会联合美国阴道镜和宫颈病理学会和美国临床病理学会共同对美国宫颈癌筛查指南进行了更新。针对一般人群:①21～29 岁妇女,目前的筛查方法仍是宫颈液基细胞学检查;HPV 检测不作为常规检查,但可用于未明确诊断意义的非典型鳞状细胞的分层诊断。②30～65 岁妇女每隔 3 年筛查 1 次细胞学,或细胞学和高危型 HPV 共同检测每 5 年 1 次,单独 HPV 检测仍不能作为初筛方法。

由于 2011 版宫颈癌筛查指南对初次筛查的年龄、不同年龄组的筛查方法、最佳细胞学筛查间期、共同检测(细胞学＋HPV)的应用等都做了新规定,因此,2012 年美国阴道镜和宫颈病理学会修改并重新制定了《宫颈癌筛查异常及癌前病变的处理指南》,针对一般人群:①LSIL,未行 HPV 检测或 HPV 阳性者,推荐阴道镜检查;如果共同检测结果为细胞学 LSIL 而 HPV 阴性,一年后重复共同检测。②HSIL,无论 HPV 结果如何都需进行阴道镜检查。另一方案是直接行宫颈环形电切术。③AGC 和 AIS,除了不典型宫内膜细胞,均推荐阴道镜检查并进行宫颈管搔刮,不推荐反馈性 HPV 检测。对于 35 岁及以上的妇女,还需同时进行子宫内膜诊刮检查。④ASC-H,无论 HPV 结果如何都需进行阴道镜检查,不推荐反馈性 HPV 检测。⑤ASC-US,最佳方案是反馈性 HPV 检测,如果 HPV 检测阴性,推荐相隔 3 年重复共同检测;如果 HPV 阳性,推荐阴道镜检查;如果阴道镜检查未见宫颈上皮内病变,相隔 12 个月重复共同检测;如果共同检测双阴性,恢复常规筛查。中国宫颈癌筛查尽管起步略晚于美国等西方国家,但随着液基细胞学诊断技术、宫颈 TBS 报告系统的大力推广和应用,已经逐渐与国际接轨。鉴于中国和美国不同的医疗体制,国人对宫颈癌筛查的认知程度及不同地区经济水平差异,针对宫颈癌筛查和临床处理工作,中国需要多部门、多学科的合作,参照美国的筛查经验和处理指南,制定出适合本国国情的宫颈癌筛查方案和临床处理指南。

第二节 女性生殖器官活组织检查

女性生殖器官活组织检查是对机体的可疑病变部位取小部分组织进行快速的病理或常规病理检查,简称活检。活检结果是可靠的术前诊断依据,是诊断的"金标准"。妇科常用的女性生殖器官活组织检查包括外阴活检、阴道活检、宫颈活检、子宫内膜活检、宫颈锥形切除及诊断性刮宫。特殊情况下因病情需要,在术中进行卵巢组织活检、盆腔淋巴结活检、大网膜组织活检以及盆腔病灶组织活检以帮助患者明确诊断,确定手术范围。

一、外阴活组织检查

(一)适应证

(1)外阴部位赘生物或溃疡需明确性质,尤其是需排除恶变者。

(2)外阴皮肤色素减退性及皮肤增厚性改变需明确性质或排除恶变者。

(3)疑为外阴梅毒性病变、外阴结核、外阴尖锐湿疣及外阴阿米巴病等外阴特异性感染明确诊断者。

(4)外阴局部淋巴结肿大病因不明者。

(二)禁忌证

(1)外阴急性炎症,尤其是化脓性炎症期。

(2)疑有恶性黑色素瘤。

(3)疑为恶性滋养细胞疾病外阴转移。

(4)经期尽量不做活检。

(三)方法

患者取膀胱截石位,常规外阴消毒、铺巾,活检部位组织给予0.5%利多卡因实施局部浸润麻醉。根据病灶情况选取活检部位,以刀片或剪刀获取适当大小的组织,有蒂的赘生物可自蒂部取下,小赘生物也可以活检钳钳取。溃疡或有局部坏死病灶尽可能在病灶边缘取组织,最好取下少量正常组织。可通过局部压迫、电凝或缝扎止血。根据需要将标本做快速病理切片检查,或以 10% 甲醛溶液或 95% 乙醇溶液固定后做常规组织病理检查。

(四)注意事项

(1)活检组织须有足够大小,最好达到直径 5 mm 以上。

(2)表面有坏死溃疡的病灶,活检须达到足够深度并取新鲜有活性的组织。

(3)必要时需做多点活检。

(4)最好在病变组织与正常组织交界处活检。

二、阴道活组织检查

(一)适应证

(1)阴道壁赘生物或溃疡需明确病变性质者。

(2)疑为阴道特异性感染需明确诊断者。

(二)禁忌证

(1)外阴阴道或宫颈急性炎症期和月经期。

(2)疑为恶性黑色素瘤者。

(3)疑为滋养细胞肿瘤阴道转移者。

(三)方法

患者取膀胱截石位,常规外阴阴道消毒,铺巾,使用阴道窥器暴露可疑病变部位,局部再次消毒,剪取或钳取适当大小的组织,有蒂的赘生物可自蒂部取下,小赘生物可以活检钳钳取。局部压迫、电凝或缝扎止血,根据患者病情,还可先行碘染色试验,在碘不染处活检,必要时阴道内需填塞无菌纱球以压迫止血。标本根据需要做快速病理切片检查,或以 10% 甲醛溶液或 95% 乙醇溶液固定后做常规组织病理检查。

(四)注意事项

阴道内填塞的无菌纱球须在术后 24～48 小时内取出,切勿遗漏;其余同外阴活检。

三、宫颈活组织检查

(一)适应证

(1)宫颈糜烂接触性出血,疑有宫颈癌需确定病变性质者。

(2)宫颈细胞学涂片 TBS 诊断为鳞状细胞异常者。

(3)高危型 HPV 感染治疗后长期不转阴者。

(4)宫颈脱落细胞涂片检查巴氏Ⅲ级或以上者。

(5)宫颈脱落细胞涂片检查巴氏Ⅱ级,经抗感染治疗后反复复查仍为巴氏Ⅱ级者。

(6)肿瘤固有荧光检查或阴道镜检查反复为可疑阳性或阳性者。

(7)宫颈赘生物或溃疡需明确病变性质者。

(8)疑为宫颈尖锐湿疣等特异性感染需明确诊断者。

(二)禁忌证

(1)外阴阴道急性炎症。

(2)月经期、妊娠期视情况而定。

(三)方法

(1)患者取膀胱截石位,常规外阴消毒,铺无菌孔巾。

(2)阴道窥器暴露宫颈,拭净宫颈表面黏液及分泌物后行局部消毒。

(3)根据需要选取取材部位,剪取或钳取适当大小的组织块;有蒂的赘生物可以剪刀于白蒂部剪下;小赘生物可以活检钳钳取;有糜烂溃疡的可于肉眼所见的糜烂溃疡较明显处或病变较深处以活检钳取材;无明显特殊病变或必要时以活检钳在宫颈外口鳞状上皮与柱状上皮交界部位选 3、6、9、12 点处取材;为提高取材的准确性,可在宫颈阴道部涂以复方碘溶液,选择不着色区取材;也可在阴道镜或肿瘤固有荧光诊断仪的指引下进行定位活检。

(4)局部压迫止血、出血多时可行电凝止血或缝扎止血,手术结束后以长纱布卷压迫止血。

(5)标本根据需要做冰冻切片检查,或以 10% 甲醛溶液或 95% 乙醇溶液固定后做常规组织病理检查。

(四)注意事项

(1)阴道内填塞的长纱布卷须在术后 12 小时内取出,切勿遗漏。

(2)急性外阴阴道炎症可于治愈后再做活检。

(3)妊娠期原则上不做活检,以避免流产、早产,但临床高度怀疑宫颈恶性病变者仍应检查。做好预防和处理流产与早产的前提下,同时向患者及其家属讲明活检的重要性及可能出现的后果,取得理解和同意后即可施行。

(4)月经前期不宜做活检,以免与活检处出血相混淆,且月经来潮时创口不易愈合,并增加内膜在切口种植的机会,导致宫颈的子宫内膜异位症。

四、诊断性刮宫

诊断性刮宫简称诊刮,其目的是刮取宫腔内容物(子宫内膜及宫腔内其他组织)做病理组织学检查以协助诊断。特殊情况需同时除外宫颈管病变时,则需先刮取宫颈管内容物再刮取宫腔内容物进行病理组织学检查,称为分段诊断性刮宫(简称分段诊刮)。子宫内膜活组织检查不仅能判断有无排卵和了解子宫内膜的发育程度,而且还能间接反映卵巢的黄体功能,并有助于子宫内膜增生性疾病和内膜癌的诊断。

(一)适应证

(1)月经紊乱,需了解子宫内膜变化及其对性激素的反应者。

(2)异常子宫出血或绝经后阴道流血,需明确诊断或止血者。

(3)阴道异常排液,需检查子宫腔脱落细胞或明确有无子宫内膜病变者。

(4)不孕症,需了解有无排卵或疑有子宫内膜结核者。

(5)影像检查提示宫腔内有组织残留,需证实或排除子宫内膜癌、子宫内膜息肉或流产等疾病者。

(二)禁忌证

(1)外阴阴道及宫颈急性炎症,急性或亚急性盆腔炎。

(2)可疑妊娠。

(3)急性或严重全身性疾病,不能耐受小手术者。

(4)手术前体温>38.5 ℃。

(三)方法

1.取材时间

不同的疾病应有不同的取材时间。

(1)需了解卵巢功能:月经周期正常者,经前1~2天或月经来潮12小时内取材。

(2)闭经:随时可取材。

(3)功能失调性子宫出血:如疑为子宫内膜增生过长,应于月经前1~2天或月经来潮24小时内取材;如疑为子宫内膜剥脱不全,则应于月经第5~7天取材。

(4)不孕症需了解有无排卵:可于预期月经日前7天取材。

(5)疑有子宫内膜癌:随时可取材。

(6)疑有子宫内膜结核:于月经期前1周或月经来潮12小时内取材,取材前3天及取材后3天每天肌内注射链霉素0.75 g,并口服异烟肼0.3 g,以防结核扩散。

2.取材部位

一般于子宫前、后壁各取一条内膜,如疑有子宫内膜癌,另于宫底再取一条内膜。

(四)手术步骤

(1)排尿后取膀胱截石位,外阴、阴道常规消毒铺巾。

(2)做双合诊,了解子宫大小、位置及宫旁组织情况。

(3)用阴道窥器暴露宫颈,再次消毒宫颈与宫颈管,钳夹宫颈,若需行分段诊刮者,先予刮匙搔刮颈管,刮出物固定于10%甲醛溶液或95%乙醇溶液中单独送病理检查,然后再用子宫探针缓缓进入,探明子宫方向及宫腔深度。若宫颈口过紧,可根据所需要取得的组织块大小用宫颈扩张器扩张至小号刮匙或中、大号刮匙能进入为止。

(4)于阴道后穹隆处置盐水纱布一块,以收集刮出的内膜碎块。用刮匙由内向外沿宫腔四壁及两侧宫角有次序地将内膜刮除,并注意宫腔有无变形及高低不平。

(5)取下纱布上的全部组织固定于10%甲醛溶液或95%乙醇溶液中,送病理检查。检查申请单上需注明末次月经时间。

(五)注意事项

(1)阴道及宫颈、盆腔的急性炎症者应治愈后再做活检。

(2)出血、子宫穿孔、感染是最主要的并发症。有些疾病可能导致术中大出血,应于术前建立静脉通路,并做好输血准备,必要时还需做好腹腔镜或开腹止血的手术准备;哺乳期、产后、剖宫产术后、绝经后、子宫严重后屈等特殊情况下尤应注意避免子宫穿孔的发生;术中严格执行无菌操作,术前、术后可给予抗生素预防感染,一般术后2周内禁止性生活及盆浴,以免感染。

(3)若刮出物肉眼观察高度怀疑为癌组织时,不应继续刮宫,以防出血及癌扩散;若肉眼观察未见明显癌组织时,应尽量全面彻底刮宫,以防漏诊及术后因宫腔组织残留而出血不止。

(4)应注意避免术者在操作时唯恐不彻底,反复刮宫而伤及子宫内膜基底层,甚至刮出肌纤维组织,造成子宫内膜炎或宫腔粘连,导致闭经的情况。

五、子宫内膜吸取活检

在子宫内膜病变治疗随访的过程中,为了解内膜情况有时无需行全面的诊刮,仅需少量内膜了解治疗效果。以及在不孕症患者中为了解排卵后内膜状况,又不致影响胚胎着床时,采取内膜吸取活检就非常必要。

(一)适应证

(1)异常子宫出血或某些宫颈细胞学异常结果的妇女需评估有无内膜肿瘤。

(2)高危妇女或有内膜肿瘤病史的妇女行子宫内膜癌筛查。

(3)接受子宫内膜癌保留生育功能治疗的妇女定期进行内膜取样。

(4)Lynch 综合征(遗传性非息肉性结肠癌)妇女需要检测内膜癌。

(5)不孕症者的评估手段。

(二)禁忌证

(1)绝对禁忌证是宫内妊娠,胎儿存活且需要继续妊娠。

(2)出血倾向是相对禁忌证,若必须行内膜活检者必须咨询血液科专家,积极纠正凝血的状态下方可进行。

(3)急性阴道、宫颈和盆腔感染时,可能的话可在感染控制后进行活检。

(4)罕见情况下需对宫颈癌患者行内膜取样,宫颈阻塞性疾病可能是一部分患者的相对禁忌证,会增加出血和子宫穿孔的风险。

(三)方法

(1)排尿后取膀胱截石位,外阴、阴道常规消毒铺巾。

(2)做双合诊,了解子宫大小、位置及宫旁组织情况。

(3)用阴道窥器暴露宫颈,再次消毒宫颈与宫颈管。

(4)许多妇女可无需钳夹宫颈,直接将取样器插入宫颈,若子宫不是中位时则需钳夹宫颈,拉直子宫位置再放入取样器,以防子宫穿孔。取样器经宫颈缓慢放置宫底,遇阻力需停止。许多取样器有刻度,根据宫腔深度放置。

(5)一只手固定取样器,另一只手尽量外抽内芯以产生吸引力,当整根取样器充满样本时取出取样器。取出组织放入 95% 乙醇溶液或 10% 甲醛溶液中送病理检查。

(四)注意事项

(1)取样器若需重复使用,留取样本时不能喷及甲醛溶液。

（2）最常见的不良反应是子宫痉挛，与取样的吸取力量相关，需视患者反应施压。

（3）血管迷走反射不常见，可让患者术前适量饮水或局部使用镇痛或麻药以减少此类反应。

（4）应注意预防大量出血（尤其是未诊断出的凝血功能异常者），子宫穿孔（风险为 0.1%～0.3%），盆腔感染，菌血症。

第三节　女性生殖器官影像检查

一、超声检查

超声检查以其安全、实时、方便、诊断准确、可重复性高而广泛应用于妇产科领域。其他检查手段如 X 线、电子计算机断层成像（CT）、磁共振成像（MRI）、正电子发射体层显像（PET）及放射免疫定位也是妇产科领域的重要影像学检查方法，在诸多妇产科疾病的影像诊断中发挥重要作用。分子影像学也日益成为研究热点，使影像诊断从形态学诊断为主逐步发展为形态学成像和功能成像并重，进一步发挥影像学在临床诊断中的重要作用。

影像检查技术在女性盆腔疾病尤其在肿瘤检测中发挥着重要作用，包括病灶的检出、鉴别诊断及肿瘤分期等。超声为女性盆腔疾病检查的首选和常规方法，简易方便、敏感性高，能够较清楚地显示子宫、卵巢的生理解剖结构，判断病灶囊性、实质性及囊内分隔等，但在显示小的淋巴结、细小钙化等方面具有一定的缺陷。CT、MRI 在妇产科的深入研究和广泛应用可以发挥与超声的优势互补作用，为正确制定临床诊疗计划提供科学、可靠的依据。

我国出生缺陷的发生率约为 5.6%，每年出生缺陷新增病例约为 90 万例，其中出生时明显可见缺陷的约 25 万例，出生缺陷是导致流产、早产、死胎、围生儿死亡、婴幼儿死亡、先天残疾的主要原因。产前诊断的手段很多，包括羊水穿刺、绒毛活检、无创 DNA 检测、胎儿镜检查、超声及磁共振成像检查。其中超声检查是检查胎儿结构畸形的主要手段。

随着超声诊断仪器及超声技术、计算机技术的发展，超声由最早的 A 超、B 超、M 超、彩色多普勒超声，发展到三维、四维超声，超声检查及超声引导下介入治疗越来越广泛地应用于妇科及产科的各个领域。

(一)妇科超声的应用

妇科超声检查,已婚妇女首选经阴道超声,因为阴道探头与子宫卵巢等盆腔脏器很靠近,高频超声显示图像更加清晰;若盆腔肿块较大,或观察目标超出真骨盆,则需要配合经腹壁超声;未婚妇女多采用经腹壁或经直肠途径,经腹壁超声需要适度充盈膀胱,经直肠超声前盆腔内结构的显示相对不清晰。超声检查女性内生殖器主要是针对子宫及卵巢。正常输卵管由于其细小弯曲、位置不固定、行走方向不一、回声与周围的肠曲相似等因素,声像图上不易观察。

1.正常子宫及卵巢

(1)子宫:纵切面时子宫体呈倒置的梨形,子宫颈呈圆柱体。根据宫腔线与颈管线所成夹角的不同,将子宫分为如下类型。①前位子宫,宫腔线与颈管线的夹角<180°;②中位子宫,宫腔线与颈管线的夹角约等于180°;③后位子宫,宫腔线与颈管线的夹角>180°。

子宫的大小与人种、年龄、有无生育史等因素有关,正常生育年龄已育妇女子宫纵径为57～75 mm(不包括宫颈)、横径为45～60 mm及前后径为30～45 mm。

正常子宫浆膜层呈光滑的高回声光带;肌层呈中低回声,内部光点均匀一致;宫腔内膜回声及厚度随月经周期的变化而变化:①卵泡早期的内膜呈线状中等回声区,厚度仅4～5 mm;②卵泡晚期时前后壁的内膜呈两条弱回声带、一条宫腔线及内膜与前后壁肌层的两条交界线呈高回声线,故总体呈"三线两区"征,厚度7～11 mm;③排卵期的三线二区更加清晰,平均厚度约为12.4 mm;④黄体早期的内膜光点增加、回声增高,三线变模糊,中线尚清晰,厚度11～13 mm,无明显增加;⑤黄体晚期时内膜呈梭状高回声区,"三线"消失,厚度无增加或略变薄。

子宫颈的回声较宫体略强,颈管回声呈条状高回声或高回声带,宫颈长度为25～30 mm。

横切面时子宫形态随切面水平的不同而不同,在宫底部时近似倒三角形,宫体及宫颈部位均呈扁椭圆形。

子宫动脉是髂内动脉的分支,子宫动脉的主干位于子宫峡部双侧,宫体及宫颈交界处,向上追踪可探及其上行支。子宫动脉彩色血流成像一般可于上述部位探及短分支状结构,局部彩色呈网状或团状。宫体肌层内的弓状动脉呈星点状彩色血流,随月经周期的不同阶段而有所变化。一般正常子宫内膜层无明显彩色血流显示,宫颈也无明显彩色血流显示。未妊娠子宫动脉的多普勒频谱表现为高阻力血流,而卵泡期子宫动脉的阻力又略高于黄体期。

(2)卵巢:卵巢位于子宫双侧的盆腔内,呈椭圆形,大小约40 mm×30 mm×20 mm。表面包膜回声较高;包膜下的皮质层内有大小不等的卵泡,回声不均;中央的髓质回声偏低。卵巢内的卵泡只有处于生长阶段才能被观察到,呈无声结构。

经阴道超声时,卵泡≥2 mm时就能被超声观察到。平均直径≥10 mm的卵泡称主卵泡或优势卵泡,一般每个自然月经周期仅一个主卵泡最终发育成熟,其余卵泡相继闭锁。>18 mm为成熟卵泡,平均径线为21 mm左右,可突出于卵巢表面。

排卵后的卵泡部位形成黄体,表现为一个塌陷的低回声边界不清的结构。晚期黄体呈中等偏强回声,但有时也呈弱回声结构。

卵巢动脉的主干不易被超声观察到,但卵巢内部位于髓质内的血流不仅能被超声显示,还能测量其阻力。血流正常值参数与子宫动脉相似,也受各种因素的影响。

2.常见妇科疾病的超声诊断

(1)子宫肌瘤:子宫肌瘤是妇科最常见的良性肿瘤。声像图上,较大或数目较多的肌瘤可造成子宫增大、形态呈球形或不规则形。根据子宫肌瘤与子宫肌壁的关系分为肌壁间肌瘤、浆膜下肌瘤、黏膜下肌瘤。肌壁间肌瘤在子宫肌层内见大小不一的回声减弱区,一般为圆形或椭圆形;浆膜下肌瘤表现为子宫表面突起,蒂细的浆膜下肌瘤见子宫旁实质性肿块,可能误认为附件包块;黏膜下肌瘤表现为宫腔内占位,导致宫腔线变形或移位。未变性的肌瘤内部回声相对较为均匀,多数边界清晰;变性的子宫肌瘤有时表现为内部回声紊乱;囊性变时呈无回声区;红色变性时呈肌瘤内部回声增加,出现点状高回声区域;钙化时则见弧形强回声带伴后方声影。彩色声像图上肌瘤周围有环状或半环状彩色血流,而内部血管分布呈稀星点状。一旦肌瘤发生囊性变、钙化等退行性变时,瘤体血流信号明显减少。肉瘤变性时,肿瘤内部血管扩张,血流阻力降低。

肌壁间肌瘤要注意与子宫腺肌病鉴别,后者多位于子宫后壁肌层内,且病灶与正常子宫肌层无明显分界。蒂细的浆膜下肌瘤有时与卵巢肿瘤难以鉴别,需仔细寻找并识别正常卵巢。黏膜下肌瘤易与子宫内膜癌或其他宫腔病变如内膜息肉、内膜增生过长等混淆,内膜息肉回声较肌瘤强,有时内部见多个小囊性结构;增生过长主要表现为内膜增厚;而内膜癌形态不规则,边界不清,回声紊乱,且内部见低阻力彩色血流。然而宫腔内的病变有时鉴别非常困难,需要依靠诊刮、宫腔镜等其他检查手段。

（2）子宫腺肌病：子宫腺肌病的子宫呈球形增大，但一般不超过孕3个月大小。根据病灶的分布，分为弥漫型和局限型。弥漫型子宫肌层回声增高，呈不均匀粗颗粒状。局限型子宫不规则增大，局部肌层明显增厚，以子宫后壁为多见，回声不均，与子宫肌层间无明显分界，宫腔线偏移。肌层内部及病灶区域血管分布较正常稀少。有一部分患者可在附件区见到卵巢内膜样囊肿。

同样，子宫腺肌病需与肌壁间子宫肌瘤相鉴别。肌瘤有假包膜，故边界清晰，腺肌病患者痛经症状比较明显。

（3）妊娠滋养细胞疾病为一组来源于胎盘滋养细胞的疾病，包括葡萄胎、侵蚀性葡萄胎、绒癌以及胎盘部位滋养细胞肿瘤。

葡萄胎的声像图上表现为子宫大于停经时间，完全性葡萄胎时子宫腔内无胎儿、胎盘、羊水及脐带结构，宫腔内充满大小不等、形态不规则的无回声区。部分性葡萄胎宫腔内除了有多个大小不等的无回声区外，往往有胎儿及妊娠附属物的存在。部分性葡萄胎胎儿常为三倍体。

侵蚀性葡萄胎和绒癌的声像图表现基本相同，即子宫饱满或增大，宫腔内有病灶时，表现为宫腔内有回声紊乱区。由于病灶向子宫肌层内侵蚀，病灶部位回声改变，多为回声不均，有时成蜂窝状，呈多房性囊性结构，囊腔大小不等、形态不规则；彩色多普勒超声往往在病灶内或周围见血管扩张，局部成网状或蜂窝状，以静脉为主，常合并动静脉瘘。

侵蚀性葡萄胎和绒癌之间的声像图鉴别较为困难，需依靠病理学检查。葡萄胎伴宫腔出血和积血时，也表现为宫腔回声紊乱，似累及肌层，但出血积和血部位无明显彩色血流，明确诊断还是要靠病理。继发于葡萄胎流产6个月以内侵蚀性葡萄胎比较多见，继发于葡萄胎后6个月以上或足月妊娠后、流产后多为绒癌。

胎盘部位滋养细胞肿瘤超声声像图特征与侵蚀性葡萄胎和绒癌相似，表现为子宫不规则增大，宫腔内及肌层内有回声紊乱区，局部呈多个无回声区。彩色多普勒超声显示病灶部位血管扩张明显，血流阻力低。

（4）子宫内膜癌：早期内膜癌声像图上无典型表现，可能仅为内膜不均匀增厚，子宫正常大小，子宫肌层回声均匀。随着宫腔内癌组织的增大，往往造成子宫增大，宫腔内见局灶型或弥漫型不规则回声紊乱区。浸润子宫肌层时肿块与肌层分界不清，局部肌层回声不均，癌灶部位回声较正常肌层低。当癌灶浸润子宫肌层时，彩色多普勒显示交界处多条扩张的血管，呈低阻力型；病灶部位血管扩张,分布紊乱,阻力较低。癌组织坏死可引起宫腔积血,继发感染时宫腔积液,声像图上见低、中、高回声紊乱区。绝经后妇女有不规则阴道出血并且子宫内膜厚度>5 mm 时,筛查子宫内膜癌的敏感性及特异性较高。

内膜癌需与内膜息肉、黏膜下肌瘤等宫腔占位性病变鉴别,也应与内膜增生过长鉴别。内膜息肉和黏膜下肌瘤相对边界较清,无肌层浸润,彩色多普勒超声显示内膜癌血流丰富。然而确诊仍需要宫腔镜检查及病理检查,尤其是与子宫内膜增生过长的鉴别。

(5)卵巢肿瘤:是常见的妇科肿瘤之一,其种类繁多,分类复杂,根据肿瘤超声物理性质的表现,可分为囊性、混合性(囊实性)及实质性肿瘤 3 类。有些卵巢肿瘤具有特征性声像图改变,超声也能做出一定的判断。

囊性肿瘤:这类肿瘤在声像图上表现为边界清晰的无回声区,大小不一,大者有时可达 20 cm,也有些肿瘤内部存在分隔样光带或细小光点。这些肿瘤多为良性,如浆液性囊腺瘤、黏液性囊腺瘤等。非赘生性卵巢囊肿也常表现为类似声像图,如卵泡囊肿、黄体囊肿等,建议在月经周期中的卵泡早期做腔内超声检查进行卵巢囊肿的鉴别诊断。

混合性肿瘤:肿瘤内有囊性成分,也有实质性成分,比例不一,根据所占比例不同可分为囊性为主肿块及实质性为主肿块。实质部分回声强弱不一,有些强回声的后方伴声影,如卵巢囊性成熟性畸胎瘤;有些表现为肿瘤内壁的乳头状突起。良性卵巢肿瘤实质部分边界清晰、形态规则、内部回声均匀,血管分布稀少;恶性卵巢肿瘤实质部分形态不规则,边界不清,血管扩张明显,血流阻力降低,囊性部分形态不规则,囊壁厚薄不均。相当一部分恶性卵巢肿瘤呈混合性包块。

实质性肿瘤:呈中低、中等或中强回声,形态可以不规则,内部回声均匀或不均。结构非常致密的肿瘤后方出现声衰减,如卵巢纤维瘤。若肿瘤伴坏死出血,内部可见小而不规则的低回声区。

恶性卵巢肿瘤除了肿瘤生长快,内部血供丰富等,晚期还可出现腹水。根据卵巢肿瘤的表现,超声鉴别良性、恶性肿瘤的要点见表 1-1。

表 1-1 卵巢良、恶性肿瘤的超声声像图鉴别要点

鉴别要点	良性肿瘤	恶性肿瘤
物理性质	大多为囊性	一般为混合性或实质性
肿瘤壁	规则、光滑、整齐、壁薄、清晰	不规则、不光滑、壁厚薄不均、不清晰、高低不平

续表

鉴别要点	良性肿瘤	恶性肿瘤
内部回声	多为无回声,内部光点均匀一致,中隔薄而均匀、内壁光滑或有规则乳头	多为中等或中低回声区、内部光点不均匀、不一致、中隔厚薄不均、内壁不平、有不规则乳头
腹水	一般无(纤维瘤除外)	常合并腹水
生长速度	缓慢	迅速
血管分布	无、稀少或星点状	短条状、繁星状或网状

国际卵巢肿瘤分析(International Ovarian Tumor Analysis,IOTA)简单法则描述恶性卵巢肿瘤的超声特征:①不规则实质性肿瘤;②腹水;③至少4个乳头样结构;④不规则多结节实质性肿瘤,最大直径>100 mm;⑤血供丰富。

良性卵巢肿瘤的超声特征:①单房;②出现实质性成分,最大直径<7 mm;③伴声影;④多房性肿瘤表面光滑,最大直径<100 mm;⑤无血流。

具有至少一个恶性肿瘤的特征并且无良性卵巢肿瘤的特征可诊断为恶性卵巢肿瘤;反之亦然。诊断卵巢肿瘤的敏感性可达70%～80%。IOTA 简单法则鉴别卵巢良性、恶性肿瘤。①卵巢良性肿瘤:绝经前妇女卵巢单房性肿瘤,磨玻璃样回声(考虑内膜样囊肿);绝经前妇女单房性混合性回声,后方伴声影(考虑良性囊性畸胎瘤);单房性肿瘤,囊壁均匀规则。②出现以下情况考虑有恶性卵巢肿瘤的可能:绝经后妇女卵巢肿瘤合并腹水,肿块内出现至少中等程度的彩色多普勒血流;年龄>50岁,CA125>100 U/mL。

IOTA 预测模型(logistic regression model,LR)指标1(LR1):①卵巢癌既往史;②目前激素治疗;③年龄;④肿块最大径线;⑤检查时疼痛;⑥腹水;⑦乳头内血流;⑧实质性肿瘤;⑨实质性成分最大径线;⑩囊壁不规则;⑪声影;⑫血流指标。

LR2 的6项指标:①年龄;②腹水;③实质性突起内血流;④实质性部分最大径线;⑤囊壁不规则;⑥声影。多研究发现,采用临界值为10%的估计卵巢恶性风险指数(risk of malignancy index,RMI),LR1 的敏感性及特异性分别为92%及87%,接受者操作特性曲线下面积为0.96;LR2 的敏感性及特异性分别为92%及86%,接受者操作特性曲线下面积为0.95。

(6)输卵管异常:正常输卵管在声像图上不易显示,一旦输卵管炎症或肿瘤形成包块,就可能被超声探及。

在子宫一侧附件部位卵巢旁,见低回声或中等回声结构,呈扭曲条索状,边界往往不清,有时与卵巢粘连。输卵管积水表现为不规则囊性包块,内见不全分隔。输卵管炎症或肿瘤的超声诊断要结合病史,实际工作中,与卵巢肿瘤的鉴别也较为困难。

3.妇科超声特殊检查

(1)三维超声成像技术:近年来实时三维超声技术在临床上的应用也越来越广泛。与二维超声相比,三维超声技术的特点如下。①表面成像:观察脏器表面或剖面的立体图像;②透明成像:显示脏器或肿块内部的立体结构;③切面重建:常规二维超声难以获得 Z 平面,通过三维,能重建 Z 平面;④体积测量;⑤实时四维:即动态下观察三维立体结构;⑥多幅断层成像:同时显示多幅平行的切面图;⑦血管能量多普勒三维:立体显示脏器内错综复杂的血管结构,并测量血管所占体积;⑧心脏立体时空成像。但三维超声是建立在二维超声的基础上,操作者必须有扎实的二维超声技术,才能合理地应用三维超声,发挥其优点。

妇科三维超声的适应证:子宫、卵巢或肿块表面形态的显示;利用容积超声的冠状平面评估子宫及宫腔形态并进行定量指标的测量;子宫、内膜、卵巢、卵泡、肿块等的体积测量;Z 平面观察子宫或肿块内部结构;三维能量多普勒超声了解肿瘤内血管的分布及血管定量分析。

(2)超声引导下穿刺:指在超声的监视引导下,将穿刺针或导管等器械置入特定部位进行抽吸取材或引流、注液等治疗。妇科介入性超声一般有两条途径,经腹壁或经阴道,可使用安装有穿刺针支架的探头或直接使用普通超声探头在穿刺针的一侧监视引导整个操作过程。

适应证:盆腔囊性肿块的定性诊断,尤其是非肿瘤性囊肿,如内膜样囊肿、卵泡囊肿、包裹性积液、脓肿等;暂无手术指征的盆腔实质性肿块或混合性肿块,获取肿块内细胞进行诊断;恶性肿瘤化疗前的组织学诊断。有时介入性超声诊断的同时还能进行治疗,如内膜样囊肿抽吸尽囊液后注入无水乙醇、脓肿或包裹性积液腔内注射抗生素,恶性肿瘤瘤体内注射化疗药物,卵泡穿刺获取卵细胞用于人工助孕等。

超声引导下穿刺是否成功,与肿块的位置、深度、囊腔大小与个数、囊液性质等因素密切相关,故术前必须对手术的路径、成功的可能性等做出充分估计,做好相应准备。

(3)超声造影术:又称对比声学造影。其原理是在被检查者体内注入微气泡超声造影剂,低机械指数超声的扫查,显示出特殊的影像,包括毛细血管水平的血流灌注,较常规彩超更能反映血供的真实情况;主要用于难以诊断的附件肿块、子宫肌瘤非手术治疗后评估以及评估宫腔形态及输卵管通畅性。

所用仪器需配备实时造影匹配成像技术及探头,造影剂按说明书的要求配制。给药途径有两种:①经周围静脉注射,常采用肘前静脉或腕部浅静脉;②经引流管。确定观察目标后,进入造影成像模式,注射造影剂开始计时,当造影剂气泡达到目标区域后,扇形扫查整个病灶,观察造影剂灌注情况,并储存超声造影2分钟之内的情况。观察指标:病灶增强时间、增强水平及增强形态。对于造影时无血流灌注的附件肿块,绝大多数是良性病变。对于附件区囊实性肿块,若实性部分造影剂灌注增强,提示为活性组织。附件区恶性病变表现为增强时间早、消退快;增强水平稍高或等增强,增强形态不均匀。良性病变表现为增强时间晚于子宫肌层,增强形态均匀,呈等增强或低增强。超声造影能否增加卵巢良性、恶性肿瘤鉴别诊断的敏感性有待于进一步的研究。

经子宫输卵管超声造影:月经干净后3～7天进行检查,造影前3天禁止性生活。根据临床需要及机器配置选择二维或三维输卵管造影。观察内容为宫腔充盈、输卵管内造影剂流动连续性及分布、输卵管走形及形态、盆腔内造影剂分布、造影剂反流情况等,目的在于了解有无宫腔内占位性病变、宫腔粘连、宫腔畸形、了解输卵管是否通畅等。

(二)产科超声的应用

出生缺陷有结构异常、染色体异常和功能异常等,产前筛查及诊断的方法很多,包括孕妇血清学检查、无创DNA检测、羊水穿刺、绒毛活检、脐血穿刺、胎儿镜检查、影像学检查等。影像学检查方法包括超声及磁共振成像检查,与MRI相比,超声检查操作简便、价格低廉,可应用于妊娠期的各个阶段,是产前筛查胎儿结构畸形的主要手段,但必须是胎儿结构畸形明显到超声检查能够分辨。由于90%的胎儿畸形孕妇无任何高危因素,因此超声检查的对象是非选择性孕妇人群。产前超声胎儿畸形的检出率受到很多因素的影响,不同地区诊断率差别较大。主要影响因素:检查孕周、畸形种类、胎儿体位、孕妇腹壁条件、羊水量、检查所花的时间、超声医师的专业水平、超声仪器的质量等。正常妊娠期间需要做大约5次超声检查。

1.早孕期

明确是否是宫内妊娠,单胎还是多胎;根据早孕期的超声测量指标确定孕周;如果是双胎妊娠,明确双胎的绒毛膜性。

2.妊娠 $11～13^{+6}$ 周

妊娠 $11～13^{+6}$ 周胎儿颈项透明层测量及早孕期胎儿结构畸形的筛查。

3.中孕期

妊娠14～27^{+6}周为中孕期。中孕期最重要的一项超声检查是胎儿大畸形筛查,除此之外还有宫颈功能不全的诊断、初步筛查前置胎盘等。

4.妊娠30～32周

超声检查评价胎儿的生长发育与孕周是否符合,并了解有无迟发性畸形。

5.妊娠37～40周

超声检查评价胎儿体位及胎儿生长径线与孕周是否相符,胎盘及羊水情况,彩色多普勒超声了解胎儿有无宫内缺氧,决定分娩时间及方式;了解有无迟发性胎儿畸形。

6.胎盘位置的判断

妊娠12周后,胎盘轮廓清楚,显示为一轮廓清晰的半月形弥漫回声区,通常位于子宫的前壁、后壁和侧壁。胎盘位置的判定对临床有指导意义,行羊膜穿刺术时可避免损伤胎盘和脐带等。随着孕周增长,胎盘逐渐发育成熟。根据胎盘的绒毛板、胎盘实质和胎盘基底层3部分结构变化进一步将胎盘成熟过程进行分级:0级为未成熟,多见于中孕期;Ⅰ级为开始趋向成熟,多见于孕29～36周;Ⅱ级为成熟期,多见于36周以后;Ⅲ级为胎盘已成熟并趋向老化,多见于38周以后,也有少数Ⅲ级胎盘出现在36周前。反之,也有Ⅰ级胎盘出现在36周者。因此,从胎盘分级判断胎儿成熟度时,还需结合其他参数及临床资料,做出综合分析。目前国内常用的胎盘钙化分度如下。Ⅰ度,胎盘切面见强光点;Ⅱ度,胎盘切面见强光带;Ⅲ度,胎盘切面见强光圈(或光环)。

二、X线检查

(一)X线平片的应用

骨盆平片主要用于骨盆测量,了解骨盆的形状、大小、有无骨折、畸形及骨质病变,观察盆腔内钙化灶(如子宫肌瘤钙化灶)、宫内节育器、畸胎瘤内骨片大小等。过去临床也使用平片诊断垂体瘤、转移癌或输卵管通气术后的膈下游离气体,但由于其他影像学检查手段的进展,现在已较少应用。

(二)造影的应用

临床上使用最广泛的是子宫输卵管造影术,即将造影剂注入宫腔、输卵管从而显示宫颈管、宫腔和输卵管内的情况。常用于不孕症患者的检查,主要用于了解子宫形态、输卵管是否通畅等。女性盆腔充气造影术即通过人工气腹使盆腔器官周围充气形成对比再进行X线检查,可使盆腔器官显影更加清晰,用于检查可疑内生殖器发育不全、先天畸形,了解输卵管、子宫、卵巢肿瘤情况,必要时与宫腔碘油造影同时进行。除此之外,还可行下消化道和泌尿道造影,用于了解肿瘤是否侵犯消化道或泌尿系统。血管内造影技术可了解盆腔内肿瘤的血供,也可经导管行介入治疗。但是造影技术并发症较多,观察间接,在患者有炎症、造影剂过敏、出凝血功能障碍、子宫出血等情况时不能使用。

三、计算机体层扫描检查

计算机体层扫描(computed tomography,CT)除可显示组织器官的形态外,还可高分辨地显示组织密度以及 X 线不能显示的器官、组织的病变,尤其在脑、肺、肝、胆、胰、肾、腹腔和腹腔外隙的包块诊断上已展示其优越性,尤其随着计算机科学、影像设备的快速发展和整合,扫描一个脏器所需时间由原来的几分钟提高到现在的几秒甚至毫秒级,并可以实现多种重建图像、各向同性,清晰度极高。

在妇产科领域,CT 主要用于卵巢良性、恶性肿瘤的鉴别诊断和宫颈癌等的临床分期。良性肿瘤轮廓光滑,多呈圆形或椭圆性;而恶性肿瘤轮廓不规则呈分叶状,内部结构不均一,多呈囊实性,密度以实性为主,可有不定性钙化,强化效应明显不均一或间隔结节状强化,多累及盆腔、腹腔,腹水常见。

在非对比增强 CT 上,所有盆腔组织均表现为等密度影,如果不借助对比剂,所有器官都很难区分。因此,对于评价子宫及卵巢病变,必须静脉注入造影剂进行对比增强检查。在对比增强 CT 上,子宫及阴道常表现为早期、均质强化,而子宫颈则表现为延迟强化。但宫颈周围多伴有增多的静脉丛,因此很难在 CT 上清晰显示。在妇科生殖道畸形以及妇科疾病的评估方面,绝大部分已被 MRI 所取代。但对于急腹症的患者,如果超声很难明确病因,CT 仍具有一定的检查价值。

CT 检查的缺点在于具有射线辐射,对于孕妇及碘离子造影剂过敏者是禁忌证。此外,微小的卵巢实性病变难以检出,腹膜转移癌灶直径<0.5 cm 也容易遗漏,交界性肿瘤难以判断,且易将卵巢癌与盆腔结核混淆。

四、磁共振成像检查

磁共振成像(magnetic resonance imaging,MRI)具有软组织分辨率高及多平面成像优势,最适合评价女性盆腔解剖结构、生殖道器官发育异常及病理结构。对子宫腺肌病、盆腔深部内膜异位灶、子宫动脉栓塞术前评价子宫肌瘤,以及复杂盆腔肿块的定性,MRI 都具有 CT 所无法比拟的优势。

MRI 检查是利用氢原子核在磁场内共振所产生的信号经重建后获得图像

的一种影像技术。高分辨率和高场强 MRI 在诊断女性盆腔疾病方面的优势较为突出,其优点:①有多个成像参数,能提供丰富的诊断信息;②无电离辐射,安全可靠;③具有比 CT 更高的软组织分辨力;④扫描方向多,能直接行轴位、矢状位、冠状位切面及任意方向的斜切面;⑤无需造影剂可直接显示心脏和血管结构;⑥无骨性伪影;⑦可进行功能成像,进行分子影像学方面研究。

其不足:①扫描时间相对较长;②对钙化的检出远不如 CT;③检查费用略高。

由于 MRI 是在较强磁场下进行的检查,要明确其禁忌证:①体内有心脏起搏器者严禁行 MRI 检查;②体内有金属异物、弹片、金属假体,动脉瘤用银夹结扎术者不宜行 MRI 扫描;③患者危重,需要生命监护仪维护系统者,呼吸机、心电图仪均不便携带入检查室;④相对禁忌证包括无法控制或不自主运动者、不合作患者、怀孕妇女、幽闭恐惧症者、高热或散热障碍者。

MRI 图像和 CT 图像不同,它反映的是不同弛豫时间 T_1 和 T_2 的长短及 MRI 信号的强弱。MRI 能清晰地显示肿瘤信号与正常组织的差异,故能准确判断肿瘤大小、性质及转移情况,可直接区分流空血管和肿大淋巴结。动态增强扫描可明显增加诊断信息,在恶性肿瘤术前分期方面属最佳影像学诊断手段,对宫颈癌的分期精确率可达 95%。对于子宫腺肌病、盆腔淤血综合征、切口瘢痕妊娠等疾病的诊断也有较出色表现。

动态多期增强 CT 常用于评价子宫内膜癌分期以及卵巢癌于腹膜及浆膜小的种植灶。磁共振扩散加权成像正逐渐应用到临床,主要包括三方面:①有利于判定子宫内膜癌的肌层浸润深度;②有利于判定肿瘤的腹腔种植及转移灶;③利用磁共振扩散加权成像的定量指标(表观弥散系数值),对妇科肿瘤良性、恶性鉴别具有一定价值。

五、正电子发射体层显像

正电子发射体层显像(PET)是一种通过示踪原理,以解剖结构方式显示体内生化和代谢信息的影像技术。目前在 PET 显像中应用最普遍的示踪剂是 [18]F 标记的脱氧葡萄糖(^{18}F-FDG),它在细胞内的浓聚程度与细胞内葡萄糖的代谢水平高低呈正相关,显像的原理是肿瘤细胞内糖酵解代谢率明显高于正常组织。[18]F-FDG 可以进行人体内几乎所有类型肿瘤的代谢显像,是一种广谱肿瘤示踪剂。

目前 PET 在妇科肿瘤诊断和临床分期及预后评估中应用较广泛,主要应用于卵巢癌、宫颈癌、内膜癌等的研究。大样本卵巢癌临床 PET 研究报道,PET 在诊断原发和复发转移性卵巢癌时,灵敏度和特异性显著高于 CT 和 MRI,尤其通过 PET 的检查可以更好地进行肿瘤分期,利于临床采取最佳治疗方案。假阳性结果见于良性浆液性囊腺瘤、子宫内膜异位症、子宫肌瘤、内膜炎及育龄妇女卵巢月经末期的高浓聚,假阴性结果主要见于微小潜在病灶的诊断。因此,目前认为 PET 可用于进行原发或复发性卵巢癌、宫颈癌、内膜癌的分期等。

正电子发射体层显像计算机体层扫描(PET-CT)是一种功能性成像技术,能够提供疾病相关的分子和代谢变化的图像信息,其将 PET 和 CT 图像进行融合,进而获得在显示精细解剖结构的同时显示病变的代谢变化。PET-CT 常用于肿瘤成像,用于恶性病变范围的确定、检测残留和复发病灶以及监测和指导治疗。对于恶性肿瘤远处淋巴结转移的判定,FDG-PET 或者 PET-CT 的敏感性为 73.2%,特异性为 96.7%,高于 CT(42.6%,95%)和 MRI(54.7%,88.3%)。PET-CT 能够检测到形态学上正常的转移淋巴结的高代谢活动。PET-CT 的局限性在于对小病灶(5~7 mm)的评价以及腹膜弥漫性受累的病例,有较高的假阴性。PET-CT有助于提高对恶性肿瘤(尤其卵巢癌)临床分期进行辨别的准确性。

PET-MR 是最近逐渐应用于临床的最新多模态成像方法。同 PET-CT 类似,将 PET 与 MR 相结合,将功能性成像同具有高软组织分辨率的 MR 图像相结合。PET-MR 在妇科肿瘤的应用也见诸报道,尤其利用 PET-MR 的标准摄取值同宫颈癌的病理分级具有很好的相关性。此外,对于妇科恶性肿瘤远处转移灶、区域淋巴结的显示,以及病灶边界判定方面,PET-MR 要优于 PET-CT。

相信随着新的肿瘤特异性核素药物的开发和应用,标记方法的进步以及多种显像剂的组合运用,PET-CT、PET-MR 图像融合在肿瘤早期发现、疗效评估和预后监测等方面将会有更广阔的应用前景,将会造福于更多肿瘤患者。

第四节　女性内分泌激素测定

一、内分泌激素测定的应用

女性生殖内分泌激素主要由下丘脑、垂体、卵巢分泌组成,在下丘脑-垂体-卵巢轴的调节下发挥正常生理功能。内分泌激素的测定对一些疾病的诊断、治

27

疗、预后评估等具有重要意义。

二、常用激素的测定

(一)下丘脑促性腺激素释放激素

下丘脑通过分泌下丘脑促性腺激素释放激素(gonadotropin-releasing hormone,GnRH)来调节垂体黄体生成素(luteinizing hormone,LH)和卵泡刺激素(follicle-stimulating hormone,FSH)的释放,并接受 LH、FSH 以及卵巢性激素的反馈调节。通过观察注射外源性 GnRH 和性激素类似物后的反应,可以用于了解下丘脑和垂体的功能以及其病理生理状态,辅助诊断多囊卵巢综合征。

(二)垂体促性腺激素

卵泡刺激素和黄体生成素是腺垂体分泌的促性腺激素,受下丘脑 GnRH 和性激素的调节,随着月经周期而出现周期性变化。FSH 作用于颗粒细胞受体,生理功能是促进卵泡成熟和雌激素分泌,和 LH 共同作用促进女性排卵、黄体生成以及雌、孕激素的合成。通过月经不同时期的激素水平测定,可以用于了解排卵情况、协助闭经原因的判断、鉴别性早熟类型和辅助诊断多囊卵巢综合征。

(三)垂体催乳素

垂体催乳素(prolactin,PRL)是由腺垂体催乳素细胞分泌的单链多肽,受下丘脑催乳素抑制激素(主要是多巴胺)和催乳素激素释放激素的双重调节。PRL主要功能是促进乳房发育和泌乳,同时还参与生殖功能的调节。PRL 测定水平并不一定与生物学作用平行,并且特异性差,诊断时需联合其他激素。PRL 水平异常多见于下丘脑-垂体病变,PRL 水平升高多见于不孕、闭经、月经失调、垂体催乳激素瘤、性早熟和原发性甲状腺功能低下;PRL 水平降低多见于垂体功能减退、单纯性催乳素分泌缺乏症。

(四)雌激素

雌激素主要由卵巢和胎盘产生,在月经周期中呈周期性变化。雌激素可分为雌酮(E_1)、雌二醇(E_2)和雌三醇(E_3),其中雌二醇活性最强。雌激素的主要功能在于促进女性的第二性征发育和维持生殖功能。雌激素水平的测量可用于了解卵巢功能,监测卵泡发育,诊断性早熟、妊娠状态和胎儿-胎盘功能。

(五)孕激素

孕激素在月经期主要由卵巢黄体产生,妊娠中晚期则由胎盘产生。孕激素在月经周期中呈周期性变化,主要功能是进一步使子宫内膜增厚,降低母体免疫排斥反应和防止子宫收缩以利于受精卵着床,同时还可以促进乳腺腺泡导管发育。血清孕激素的检测可用于卵巢功能的检查,监测排卵,了解妊娠状态,作为闭经、功能失调性子宫出血和多囊卵巢综合征的辅助诊断。

(六)雄激素

女性血浆睾酮主要由卵巢和肾上腺皮质分泌。睾酮水平的测定主要用于两性畸形的鉴别,肾上腺皮质增生和肿瘤的辅助诊断,多囊卵巢综合征的诊断和疗效评估。

(七)人绒毛膜促性腺激素

人绒毛膜促性腺激素(human chorionic gonadotropin,HCG)主要由妊娠时的胎盘滋养细胞产生,主要作用是延长孕妇的黄体期,确保妊娠早期孕激素的水平,还可以抑制淋巴细胞对植物凝集素的反应,防止胚胎着床时发生排斥反应。生殖细胞肿瘤、妊娠滋养细胞肿瘤和其他一些恶性肿瘤也可产生 HCG。血 β-HCG、尿 β-HCG 检测技术现在广泛应用于诊断妊娠状态和妊娠相关性疾病。血清 HCG 水平检测还可用于先兆流产的预后评估,异位妊娠的诊断及异位妊娠破裂出血可能性的估计,妊娠滋养细胞肿瘤的诊断及病情监测,以及其他肿瘤的辅助诊断及病情监测。

(八)人胎盘生乳素

人胎盘生乳素(human placental lactogen,HPL)由胎盘合体滋养细胞产生,与胎儿的生长发育有关。HPL 水平与胎盘大小成正相关,可间接了解胎盘大小和功能,临床应用时还要结合其他指标综合分析,比如 HPL 和 HCG 联合监测对诊断葡萄胎有重要意义。

(九)抗米勒管激素

抗米勒管激素(anti-Müllerian hormone,AMH)也称为米勒管抑制物质,属于转化生长因子 β 超家族,因其具有促进米勒管退化的作用而得名。AMH 由生长卵泡的颗粒细胞分泌,在绝经前一直维持在可检测的水平。AMH 起旁分泌作用,并不参与下丘脑-垂体-性腺轴反馈机制,所以育龄期女性血清 AMH 水平比 FSH、类固醇激素等评估卵巢储备能力更具有特异性和敏感性,而且几乎与月经周期无关,可作为独立指标应用于卵巢储备功能和卵巢反应性的评估,临床上用于指导选择恰当的促排卵用药方案,同时还可作为诊断多囊卵巢综合征和卵巢颗粒细胞肿瘤的重要指标。

(十)抑制素 B

抑制素 B 由颗粒细胞产生,是 TGF-β 超家族成员之一。主要的生理作用是反馈性抑制 FSH 的分泌。抑制素 B 的水平和卵巢功能密切相关,临床上可用于监测卵巢储备功能。

三、激素受体

(一)雌激素受体和孕激素受体

一般情况下,体内雌激素受体(estrogen receptor,ER)和孕激素受体(progesterone receptor,PR)含量随雌、孕激素含量的周期性变化而变化。雌激素可刺激雌、孕激素受体的合成,孕激素则抑制雌、孕激素受体的合成。

对于乳腺癌患者而言,ER 和 PR 的检测意义主要在于判断患者对激素治疗的敏感性,ER(+)或 PR(+)患者激素治疗的敏感性可达 75%～80%,而 ER(-)和 ER(+)或 PR(-)的患者对激素治疗的敏感性则要低得多。

对于子宫内膜癌患者而言,ER 和 PR 的阳性表达率与肿瘤组织学分级密切相关,肿瘤细胞分化越低,ER 和 PR 的阳性检出率就越低。同时,ER 和 PR 的阳性检出率越高,患者的 5 年生存率也越高,可以把它们作为激素疗法的参考依据及预后判断的指标之一。

(二)LH-CG 受体和 FSH 受体

卵巢中含有 LH、HCG、FSH 等多种受体,多囊卵巢综合征中主要是 FSH 受体升高,而 LH-CG 受体没有明显变化。LH-CG 受体水平与卵巢肿瘤的组织学分级和预后有关,LH-CG 受体含量越高,肿瘤的分化程度越高,1 年、3 年生存率也越高,所以测定 LH-CG 受体水平有助于评估卵巢癌的预后情况。

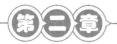

女性生殖器官发育异常

第一节 阴道发育异常

阴道由副中肾管和泌尿生殖窦发育而来。在胚胎第 6 周,在中肾管外侧,体腔上皮向外壁中胚叶凹陷成沟,形成副中肾管。双侧副中肾管融合形成子宫和部分阴道。在胚胎第 6～7 周,原始泄殖腔被尿直肠隔分隔为泌尿生殖窦。在胚胎第 9 周,双侧副中肾管下段融合,其间的纵行间隔消失,形成子宫阴道管。泌尿生殖窦上端细胞增生,形成实质性的窦-阴道球,并进一步增殖形成阴道板。自胚胎 11 周起,阴道板开始腔化,形成阴道。因此,副中肾管的形成和融合过程异常以及其他致畸因素均可引起阴道的发育异常。

1998 年美国生殖医学学会提出较为认可的阴道发育异常分类法。①副中肾管发育不良:包括子宫、阴道未发育(MRKH 综合征),是一种以没有生殖潜力为特征的生殖系统功能缺陷,即为临床上常见的先天性无阴道。②泌尿生殖窦发育不良:泌尿生殖窦未参与形成阴道下端,患者的典型表现为部分阴道闭锁,多位于阴道下段。③副中肾管融合异常:副中肾管融合异常又分为垂直融合异常和侧面融合异常,垂直融合异常表现为阴道横隔,侧面融合异常表现为阴道纵隔和阴道斜隔综合征。

一、MRKH 综合征

MRKH 综合征是由双侧副中肾管发育不全或双侧副中肾管尾端发育不良所致。发生率为 1/5 000～1/4 000,先天性无阴道几乎均合并无子宫或仅有始基子宫,卵巢功能多为正常。

(一)临床表现及诊断

原发性闭经及性生活困难,子宫仅为始基状况而无周期性腹痛。检查可见

31

患者体格、第二性征以及外阴发育正常,但无阴道口,或仅在前庭后部见一浅凹,偶见短浅阴道盲端。有患者伴有泌尿道发育异常,个别伴有脊椎异常。此病须与处女膜闭锁和雄激素不敏感综合征相鉴别。处女膜闭锁有周期性腹痛,肛诊时,处女膜闭锁可扪及阴道内囊性肿块,超声检查有助于鉴别诊断。雄激素不敏感综合征为 X 连锁隐性遗传病,染色体核型为(46,XY),外阴阴毛无或稀少,睾酮为男性正常水平,而 MRKH 综合征为(46,XX),血内分泌检查为正常女性水平。

(二)治疗

治疗分非手术治疗及手术治疗,目前建议 18 岁后进行。

1.顶压法

用阴道模具压迫阴道凹陷,使其扩张并延伸到接近正常阴道的长度。尤适用于阴道凹陷组织松弛者。顶压法因为无创操作应作为一线方法推荐给患者。

2.阴道成形术

阴道成形术方法多种,各有利弊。手术方法均为在膀胱直肠间造穴,采用不同材料铺垫人造洞穴,形成了不同的手术方式。常见术式:生物补片法阴道成形术、羊膜法阴道成形术、腹膜法阴道成形术、乙状结肠法阴道成形术、皮瓣阴道成形术等方法。

二、阴道闭锁

阴道闭锁为泌尿生殖窦未参与形成阴道下段所致。根据阴道闭锁的解剖学特点将其分为阴道下段闭锁和阴道完全闭锁。

阴道下段闭锁:也称为Ⅰ型阴道闭锁,阴道上段及宫颈、子宫体均正常。

阴道完全闭锁:也称为Ⅱ型阴道闭锁,多合并宫颈发育不良、子宫体发育不良或子宫畸形。

(一)临床表现及诊断

阴道下段闭锁时子宫内膜功能多正常,因此症状出现较早,主要表现为阴道上段扩张,严重时可以合并宫颈、宫腔积血,盆腔检查发现肿块位置较低,位于直肠前方,就诊往往较及时,症状与处女膜闭锁相似,但无阴道开口,闭锁处黏膜表面色泽正常,亦不向外隆起。肛诊可扪及凸向直肠的肿块,位置较处女膜闭锁高,较少由于盆腔经血逆流而引发子宫内膜异位症。阴道完全闭锁多合并宫颈发育不良、子宫体发育不良或子宫畸形,子宫内膜分泌功能不正常,经血容易逆流至盆腔,常常发生子宫内膜异位症。磁共振成像和超声检查可帮助诊断。

(二)治疗

一旦明确诊断,应尽早手术切除。手术以解除阴道阻塞,使经血引流通畅为原则。阴道下段闭锁先用粗针穿刺阴道黏膜,抽出积血后切开闭锁段阴道,排出积血,常规检查宫颈是否正常,切除多余闭锁的纤维结缔组织,利用已游离的阴道黏膜覆盖创面,术后定期扩张阴道以防挛缩。阴道完全闭锁应充分评价宫颈发育不良状况,目前的手术方法有子宫切除术、子宫阴道贯通术、宫颈端贯通术。

三、阴道横隔

阴道横隔为两侧副中肾管会合后的尾端与尿生殖窦相接处未贯通或部分贯通所致。阴道横隔很少伴有泌尿系统和其他器官的异常,横隔可位于阴道内任何部位,但以上、中段交界处为多见,其厚度约为 1 cm。阴道横隔无孔称完全性横隔;隔上有小孔称不完全性横隔。位于阴道上端的横隔多为不完全性横隔;位于阴道下部的横隔多为完全性横隔(图 2-1)。

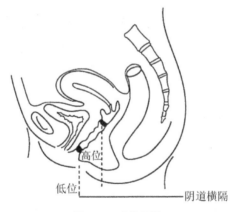

图 2-1 阴道横隔

(一)临床表现及诊断

不完全性横隔位于上部者多无症状,位置偏低者可影响性生活,阴道分娩时影响胎先露部下降。完全性横隔有原发性闭经伴周期性腹痛,并呈进行性加剧。妇科检查见阴道较短或仅见盲端,横隔中部可见小孔,肛诊时可扪及宫颈及宫体。完全性横隔由于经血潴留,可在相当于横隔上方部位触及块物。

(二)治疗

切除横隔,缝合止血。可先用粗针穿刺定位,抽出积血后再行切开术。分娩时,若横隔薄者可于胎先露部下降压迫横隔时切开横隔,胎儿娩出后再切除横隔;横隔厚者应行剖宫产术。横隔切除术后要注意定期扩张阴道或放置阴道模具,防止横隔残端牵缩,直到上皮愈合。

四、阴道纵隔

阴道纵隔为双侧副中肾管会合后,尾端纵隔未消失或部分消失所致,分为完全纵隔和不完全纵隔。完全纵隔以对称性为特点。阴道纵隔常伴有双子宫、双宫颈和同侧肾脏发育不良。

(一)临床表现及诊断

阴道完全纵隔者无症状,性生活和阴道分娩无影响。不完全纵隔者可有性生活困难或不适,分娩时胎先露下降可能受阻。阴道检查可见阴道被一纵向黏膜壁分为两条纵向通道,黏膜壁上端近宫颈,完全纵隔下端达阴道口,不完全纵隔未达阴道口。阴道完全纵隔常合并双子宫。

(二)治疗

阴道纵隔影响性生活或阴道分娩时,应将纵隔切除,创面缝合以防粘连。若阴道分娩时发现阴道纵隔,可当先露下降压迫纵隔时先切断纵隔的中部,待胎儿娩出后再切除纵隔。

五、阴道斜隔综合征

国外多称为 HWWS 综合征,病因尚不明确,可能是副中肾管向下延伸未到泌尿生殖窦形成一盲端所致。阴道斜隔常伴有同侧泌尿系统发育异常,多为双宫体、双宫颈及斜隔侧的肾缺如。

北京协和医院将阴道斜隔综合征分为 3 个类型。

Ⅰ型:为无孔斜隔,隔后的子宫与外界及另侧子宫完全隔离,宫腔积血聚积在隔后腔。

Ⅱ型:为有孔斜隔,隔上有一数毫米的小孔,隔后子宫与另侧子宫隔绝,经血通过小孔滴出,引流不畅。

Ⅲ型:为无孔斜隔合并宫颈瘘管,在两侧宫颈间或隔后腔与对侧宫颈之间有小瘘管,有隔一侧子宫经血可通过另一侧宫颈排出,引流亦不通畅。

(一)临床表现

发病年龄较轻,月经周期正常,3 型均有痛经,Ⅰ型较重,平时一侧下腹痛;Ⅱ型月经间期阴道少量褐色分泌物或陈旧血淋漓不净,脓性分泌物有臭味;Ⅲ型经期延长有少量血,也可有脓性分泌物。妇科检查一侧穹隆或阴道壁可触及囊性肿物，Ⅰ型肿物较硬，宫腔积血时触及增大子宫；Ⅱ、Ⅲ型囊性肿物张力较小，压迫时有陈旧血流出。

(二)诊断

月经周期正常，有痛经及一侧下腹痛；月经周期中有流血、流脓或经期延长。妇科检查一侧穹隆或阴道壁有囊肿，增大子宫及附件肿物。局部消毒后在囊肿下部穿刺，抽出陈旧血，即可诊断。超声检查可见一侧宫腔积血，阴道旁囊肿，同侧肾缺如。子宫碘油造影检查可显示Ⅲ型者宫颈间的瘘管，经有孔斜隔注入碘油，可了解隔后腔情况。必要时应做泌尿系统的造影检查。

(三)治疗

手术时机以经期为宜。由囊壁小孔或穿刺定位，上下剪开斜隔，暴露宫颈，沿斜隔附着处做菱形切除，做最大范围的隔切除，术后不放置阴道模具。

第二节 宫颈及子宫发育异常

一、先天性宫颈发育异常

宫颈形成在胚胎发育 14 周左右，由于副中肾管尾端发育不全或发育停滞所致的宫颈发育异常，主要包括宫颈缺如、宫颈闭锁、先天性宫颈管狭窄、宫颈角度异常、先天性宫颈延长症伴宫颈管狭窄、双宫颈等，临床上罕见。

(一)临床表现及诊断

若患者子宫内膜有功能，则青春期后可因宫腔积血而出现周期性腹痛，经血还可经输卵管逆流入腹腔，引起盆腔子宫内膜异位症。磁共振成像和超声检查（尤其是三维和四维超声检查）有助诊断。

(二)治疗

可手术穿通宫颈，建立人工子宫阴道通道，但成功率低，故建议直接进行子宫切除术；如人工子宫阴道通道手术失败则行子宫切除术。

二、子宫发育异常

子宫发育异常多因形成子宫段的副中肾管发育及融合异常所致。

(一)子宫未发育或发育不良

1.分类

(1)先天性无子宫:仅双侧副中肾管形成子宫段未融合,退化所致,常合并无阴道。卵巢发育正常。

(2)始基子宫:因双侧副中肾管融合后不久即停止发育,子宫极小,仅长1~3 cm。多数无宫腔或为一实体肌性子宫,无宫腔内膜,卵巢发育可正常。

(3)幼稚子宫:由双侧副中肾管融合形成子宫后发育停止所致,可有宫腔和内膜。卵巢发育正常。

2.临床表现及诊断

先天性无子宫或实体性始基子宫无症状,常因青春期后无月经就诊,经检查方可诊断。具有宫腔和内膜的幼稚子宫若宫颈发育不良或无阴道者可因月经血潴留或经血倒流出现周期性腹痛;幼稚子宫月经稀少或初潮延迟,常伴痛经。检查可见子宫体小,宫颈相对较长。

3.治疗

先天性无子宫、实体性始基子宫可不予处理;幼稚子宫有周期性腹痛或宫腔积血者需手术切除;幼稚子宫主张雌激素加孕激素的序贯周期治疗。

(二)单角子宫与残角子宫

单角子宫:仅一侧副中肾管正常发育形成单角子宫,同侧卵巢功能正常;另侧副中肾管完全未发育或未形成管道,未发育侧卵巢、输卵管和肾脏亦往往同时缺如。

残角子宫:仅一侧副中肾管发育,另一侧副中肾管中下段发育缺陷,而形成残角子宫。有正常输卵管和卵巢,但常伴有同侧泌尿器官发育畸形。

根据残角子宫与单角子宫解剖上的关系,分为:残角子宫有宫腔,并与单角子宫腔相通;残角子宫有宫腔,但与单角子宫腔不相通;无宫腔实体残角子宫,仅以纤维带相连单角子宫。

1.临床表现及诊断

单角子宫常无症状。残角子宫若内膜有功能,但其宫腔与单角宫腔不相通者,往往因月经血倒流或宫腔积血出现痛经,也可发生子宫内膜异位症。检查可见单角子宫偏小、呈梭形、偏离中线。伴有残角子宫者可在子宫一侧扪及较子宫小的硬块,易误诊为卵巢肿瘤。若残角子宫腔积血时可扪及肿块,有触痛。子宫输卵管碘油造影、超声检查和磁共振成像有助于正确诊断。

2.治疗

单角子宫不予处理。孕期加强监护,及时发现并发症予以处理。非孕期残角子宫确诊后应切除。早、中期妊娠诊断明确,及时切除妊娠的残角子宫,避免子宫破裂。晚期妊娠行剖宫产后,需警惕胎盘粘连或胎盘植入,造成产后大出血。切除残角子宫时将同侧输卵管切除,避免输卵管妊娠的发生,圆韧带应固定于发育侧同侧宫角部位。

(三)双子宫

双子宫为两侧副中肾管未融合,各自发育形成两个子宫和两个宫颈。两个宫颈可分开或相连,宫颈之间也可有交通管;也可为一侧子宫颈发育不良、缺如,常有一小通道与对侧阴道相通。双子宫可伴有阴道纵隔或斜隔。

1.临床表现及诊断

患者多无自觉症状,伴有阴道纵隔可有性生活不适。如为斜隔综合征时可出现痛经,月经来潮后有阴道少量流血,呈陈旧性且淋漓不尽,或少量脓性分泌物。检查可扪及子宫呈分叉状。宫腔探查或子宫输卵管碘油造影可见两个宫腔。伴阴道纵隔或斜隔时,检查可见相应的异常。

2.治疗

一般不予处理。当有反复流产时,应除外染色体、黄体功能及免疫等因素后行矫形手术。

(四)双角子宫

双角子宫是双侧副中肾管融合不良所致。按宫角在宫底水平融合不全分为完全双角子宫和不完全双角子宫。

1.临床表现及诊断

一般无症状,有时双角子宫月经量较多并伴有程度不等的痛经。检查可扪及宫底部有凹陷。超声检查、磁共振成像和子宫输卵管碘油造影有助于诊断。

2.治疗

双角子宫一般不予处理。若双角子宫出现反复流产时,应行子宫整形术,使宫腔扩大,预防流产或早产的发生。

(五)纵隔子宫

纵隔子宫为双侧副中肾管融合后,纵隔吸收受阻所致,是最常见的子宫畸形,分2类。①完全纵隔子宫:纵隔末端到达或超过宫颈内口者,有时纵隔末端终止在宫颈外口,外观似双宫颈;②不完全纵隔子宫:纵隔末端终止在内口以上水平者,大多数纵隔子宫为不完全纵隔子宫。

1.临床表现

一般无症状。纵隔子宫在临床上主要表现为影响育龄妇女的妊娠结局,包括反复流产、早产、胎膜早破等表现,其中,反复流产是纵隔子宫所致的最常见表现。纵隔子宫可致不孕,检查可见完全纵隔者宫颈外口有一隔膜。

2.诊断

(1)超声检查:经阴道超声检查是目前临床中最常用的诊断方法。超声声像图表现为两个内膜回声区域,子宫底部无明显凹陷切迹。其优点是可以同时检查是否合并泌尿系统畸形。三维超声对诊断更有价值。

(2)子宫输卵管碘油造影:是诊断子宫畸形的常用的方法之一。有助于了解宫腔形态,评估双侧输卵管通畅与否,适用于合并不孕患者的初步检查。但子宫输卵管碘油造影有不能显示子宫外形轮廓特征的缺点。

(3)宫腔镜诊断:宫腔镜检查是在直视下评估宫腔和宫颈管形态结构的方法,对纵隔子宫诊断的敏感性可达100%,是诊断纵隔子宫的可靠手段。该检查还可以诊断其他宫腔内病变。由于宫腔镜检查不能了解子宫的外形轮廓,难以将其与双角子宫和鞍状子宫区分,故需要联合超声或腹腔镜明确诊断。

(4)宫腔镜与腹腔镜联合诊断:宫腹腔镜联合是诊断纵隔子宫的标准方法。腹腔镜下纵隔子宫的特征表现是子宫底部浆膜面平坦,子宫横径增宽大于前后径,子宫底凹陷不明显或仅有轻微凹陷,借此可与双角子宫、鞍状子宫相鉴别。对合并不孕的患者,借助腹腔镜还可以同时观察盆腔和输卵管、卵巢情况。

3.治疗

纵隔子宫影响生育时,开腹的子宫纵隔切除是传统治疗方法。目前最主要的手术治疗方法为腹腔镜监视下通过宫腔镜切除纵隔。手术简单、安全、微创,通常于手术后3个月即可妊娠,妊娠结局良好。

(六)弓形子宫

弓形子宫为宫底部发育不良,宫底中间有一轻微凹陷。宫底凹陷程度在弓形子宫定义上尚有争议。

1.临床表现及诊断

一般无症状。检查可扪及宫底部有凹陷,凹陷浅者可能为弓形子宫。超声、磁共振成像和子宫输卵管碘油造影有助于诊断。

2.治疗

弓形子宫一般不予处理。若出现反复流产时,应行子宫整形术。

(七)己烯雌酚所致的子宫发育异常

妊娠 2 月内服用己烯雌酚(diethylstilbestrol,DES)可导致副中肾管的发育缺陷,女性胎儿可发生子宫发育不良,如狭小 T 型宫腔、子宫狭窄带、子宫下段增宽及宫壁不规则等,其中 T 型宫腔常见(42%～62%)。T 型宫腔也可见于母亲未服用 DES 者,称 DES 样子宫。

1.临床表现及诊断

一般无症状,常在子宫输卵管碘油造影检查时发现。由于 DES 可致宫颈功能不全,故早产率增加。妇科检查无异常,超声检查、磁共振成像和子宫输卵管碘油造影有助诊断。

2.治疗

一般不予处理,影响生育可行宫腔镜下宫腔扩大手术。

第三节　输卵管发育异常

输卵管发育异常罕见,是副中肾管头端发育受阻所致,常与子宫发育异常同时存在。几乎均在因其他病因手术时偶然发现。

一、分类和临床表现

(一)输卵管缺失

单侧输卵管缺失为同侧副中肾管未发育所致,常伴有该侧输尿管和肾脏的发育异常。未见单独双侧输卵管缺失,多伴发其他内脏严重畸形,胎儿不能存活。

(二)输卵管发育不全

输卵管发育不全是较常见的生殖器官发育异常。输卵管细长弯曲,肌肉不同程度的发育不全,无管腔或部分管腔通畅造成不孕,有憩室或副口是异位妊娠的原因之一。

(三)副输卵管

单侧或双侧输卵管之上附有一稍小但有伞端的输卵管,有的与输卵管之间有交通,有的不通。

(四)双输卵管

单侧或双侧有两条发育正常的输卵管,均与宫腔相通。

二、治疗

若不影响妊娠,无需处理。

第四节　卵巢发育异常

卵巢发育异常因原始生殖细胞迁移受阻或性腺形成移位异常所致。

一、分类和临床表现

(一)卵巢未发育或发育不良

单侧或双侧卵巢未发育者极罕见。单侧或双侧发育不良卵巢外观色白,呈细长索状,又称条索状卵巢;发育不良卵巢切面仅见纤维组织,无卵泡。临床表现为原发性闭经或初潮延迟、月经稀少和第二性征发育不良,常伴内生殖器或泌尿器官异常,多见于特纳综合征患者。血清内分泌检查、超声检查、磁共振成像、腹腔镜检查有助于诊断,必要时行活组织检查和染色体核型检查。

(二)异位卵巢

卵巢形成后仍停留在原生殖嵴部位,未下降至盆腔内。卵巢发育正常者无症状。

(三)副卵巢

副卵巢罕见。一般远离正常卵巢部位,可出现在腹膜后。无症状,多在因其他疾病手术时发现。

二、治疗

若条索状卵巢患者染色体核型为 XY,则卵巢发生恶变的频率较高,确诊后应予切除。

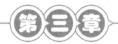

妇 科 肿 瘤

第一节 子宫肌瘤

子宫肌瘤是女性生殖器最常见的良性肿瘤,由平滑肌及结缔组织组成。常见于 30～50 岁妇女,20 岁以下少见。据尸检统计,30 岁以上妇女约 20% 有子宫肌瘤;因肌瘤多无或很少有症状,临床报道发病率远低于肌瘤真实发病率。

一、发病相关因素

确切病因尚未明了。因肌瘤好发于生育年龄,青春期前少见,绝经后萎缩或消退,提示其发生可能与女性性激素水平相关。生物化学检测证实肌瘤中雌二醇的雌酮转化明显低于正常肌组织;肌瘤中雌激素受体(ER)浓度明显高于周边肌组织,故认为肌瘤组织局部对雌激素的高敏感性是肌瘤发生的重要因素之一。此外,有研究证实孕激素有促进肌瘤有丝分裂活动、刺激肌瘤生长的作用。细胞遗传学研究显示 25%～50% 的子宫肌瘤存在细胞遗传学的异常,包括 12 号和 17 号染色体长臂片段相互换位、12 号染色体长臂重排、7 号染色体长臂部分缺失等。分子生物学研究结果提示子宫肌瘤是由单克隆平滑肌细胞增殖而成,多发性子宫肌瘤是由不同克隆细胞形成。

二、分类

(一)按肌瘤生长部位

分为宫体肌瘤(90%)和宫颈肌瘤(10%)。

(二)按肌瘤与子宫肌壁的关系

(1)肌壁间肌瘤:占 60%～70%,肌瘤位于子宫肌壁间,周围均被肌层包围。

(2)浆膜下肌瘤:约占 20%,肌瘤向子宫浆膜面生长,并突出于子宫表面,肌瘤表面仅由子宫浆膜覆盖。若瘤体继续向浆膜面生长,仅有一蒂与子宫相连,称为带蒂浆膜下肌瘤,营养由蒂部血管供应。若血供不足肌瘤可发生变性坏死。若蒂扭转断裂,肌瘤脱落形成游离性肌瘤。若肌瘤位于宫体侧壁,向宫旁生长突出于阔韧带两叶之间称阔韧带肌瘤。

(3)黏膜下肌瘤:占 10%～15%。肌瘤向宫腔方向生长,突出于宫腔,仅为黏膜层覆盖。黏膜下肌瘤易形成蒂,在宫腔内生长犹如异物,常引起子宫收缩,肌瘤可被挤出宫颈外口而突入阴道。

子宫肌瘤常为多个,各种类型的肌瘤可发生在同一子宫,称多发性子宫肌瘤。

三、病理

(一)巨检

肌瘤为实质性球形包块,表面光滑,质地较子宫肌层硬,压迫周围肌壁纤维形成假包膜,肌瘤与假包膜间有一层疏松网状间隙故较易剥出。肌瘤长大或多个相融合时呈不规则形状。肌瘤切面呈灰白色,可见旋涡状或编织状结构。肌瘤颜色和硬度与纤维组织多少有关。

(二)镜检

肌瘤主要由梭形平滑肌细胞和纤维结缔组织构成。肌细胞大小均匀,排列呈旋涡状或棚状,核为杆状。

四、肌瘤变性

肌瘤变性是肌瘤失去了原有的典型结构。常见的变性有以下几种。

(一)玻璃样变

玻璃样变又称透明变性,最常见。肌瘤剖面旋涡状结构消失以均匀透明样物质取代。镜下见病变区肌细胞消失,为均匀透明无结构区。

(二)囊性变

子宫肌瘤玻璃样变继续发展,肌细胞坏死液化即可发生囊性变,此时子宫肌瘤变软,很难与妊娠子宫或卵巢囊肿区别。肌瘤内出现大小不等的囊腔,其间有结缔组织相隔,数个囊腔也可融合成大囊腔,腔内含清亮无色液体,也可凝固成胶冻状。镜下见囊腔为玻璃样变的肌瘤组织构成,内壁无上皮覆盖。

(三)红色样变

子宫肌瘤红色样变多见于妊娠期或产褥期,为肌瘤的一种特殊坏死类型,发生机制不清,可能与肌瘤内小血管退行性变引起血栓及溶血,血红蛋白渗入肌瘤内有关。患者可有剧烈腹痛伴恶心、呕吐、发热,白细胞计数升高,检查发现肌瘤迅速增大、压痛。肌瘤剖面为暗红色,如半熟的牛肉,有腥臭味,质软,旋涡状结构消失。镜检见组织高度水肿,假包膜内大静脉及瘤体内小静脉血栓形成,广泛出血伴溶血,肌细胞数量减少,细胞核常溶解消失,并有较多脂肪小球沉积。

(四)肉瘤样变

肌瘤恶变为肉瘤少见,仅为 0.4%~0.8%,多见于年龄较大妇女。肌瘤在短期内迅速长大或伴有不规则出血者应考虑恶变。若绝经后妇女肌瘤增大更应警惕恶性变可能。肌瘤恶变后,组织变软而且脆,切面呈灰黄色,似生鱼肉状,与周围组织界限不清。镜下见平滑肌细胞增生,排列紊乱,旋涡状结构消失,细胞有异型性。

(五)钙化

子宫肌瘤钙化多见于蒂部细小血供不足的浆膜下肌瘤以及绝经后妇女的肌瘤。常在脂肪变性后进一步分解成三酰甘油,再与钙盐结合,沉积在肌瘤内。X 线片可清楚看到钙化阴影。镜下可见钙化区为层状沉积,呈圆形,有深蓝色微细颗粒。

五、临床表现

(一)症状

多无明显症状,仅在体检时偶然发现。症状与肌瘤部位、有无变性相关,而与肌瘤大小、数目关系不大。常见症状有以下几种。

(1)经量增多及经期延长:多见于大的肌壁间肌瘤及黏膜下肌瘤者,肌瘤使宫腔增大,子宫内膜面积增加,并影响子宫收缩导致经量增多、经期延长等症状。此外,肌瘤可能使肿瘤附近的静脉受挤压,导致子宫内膜静脉丛充血与扩张,从而引起月经过多。黏膜下肌瘤伴坏死感染时,可有不规则阴道流血或血样脓性排液。长期经量增多可继发贫血、乏力、心悸等症状。

(2)下腹包块:肌瘤初起时腹部摸不到肿块,当肌瘤逐渐增大使子宫超过了3个月妊娠大小较易从腹部触及。肿块居下腹正中部位,实性、可活动、无压痛、生长缓慢。巨大的黏膜下肌瘤脱出阴道外,患者可因外阴脱出肿物来就医。

(3)白带增多:肌壁间肌瘤使宫腔面积增大,内膜腺体分泌增多,并伴有盆腔充血致使白带增多;子宫黏膜下肌瘤一旦感染可有大量脓样白带,如有溃烂、坏死、出血时可有血性或脓血性且有恶臭的阴道溢液。

(4)压迫症状:子宫前壁下段肌瘤可压迫膀胱引起尿频、尿急;子宫颈肌瘤可引起排尿困难、尿潴留;子宫后壁肌瘤(峡部或后壁)可引起下腹坠胀不适、便秘等症状。阔韧带肌瘤或宫颈巨型肌瘤向侧方发展嵌入盆腔内压迫输尿管使上泌尿路受阻,形成输尿管扩张甚至发生肾盂积水。

(5)其他:常见下腹坠胀、腰酸背痛,经期加重。患者可引起不孕或流产。肌瘤红色变性时有急性下腹痛,伴呕吐、发热及肿瘤局部压痛;浆膜下肌瘤蒂扭转可有急性腹痛;子宫黏膜下肌瘤由宫腔向外排出时也可引起腹痛。

(二)体征

与肌瘤大小、位置、数目及有无变性相关。大肌瘤可在下腹部扪及实质性不规则肿块。妇科检查子宫增大,表面有不规则单个或多个结节状突起。浆膜下肌瘤可扪及单个实质性球状肿块,与子宫有蒂相连。黏膜下肌瘤位于宫腔内时子宫均匀增大;黏膜下肌瘤脱出子宫颈外口时,检查即可看到子宫颈口处有肿物,粉红色,表面光滑,宫颈四周边缘清楚,如伴感染时可有坏死、出血及脓性分泌物。

六、诊断及鉴别诊断

根据病史及体征诊断多无困难。个别患者诊断困难可采用B超检查、宫腔镜、腹腔镜、子宫输卵管造影等协助诊断。应与下列疾病鉴别。

(一)妊娠子宫

应注意肌瘤囊性变与妊娠子宫先兆流产鉴别。妊娠时有停经史,早孕反应,子宫随停经月份增大变软,借助尿或血 HCG 测定、B超检查可确诊。

(二)卵巢肿瘤

多无月经改变,呈囊性位于子宫一侧。注意实质性卵巢肿瘤与带蒂浆膜下肌瘤鉴别,肌瘤囊性变与卵巢囊肿鉴别。注意肿块与子宫的关系,可借助 B 超、腹腔镜或探宫腔长度及方向等检查协助诊断。

(三)子宫腺肌病

局限型子宫腺肌病类似子宫肌壁间肌瘤,质硬,亦可有经量增多等症状。也可使子宫增大,月经增多。但子宫腺肌病有继发性渐进性痛经史,子宫多呈均匀增大,很少超过 3 个月妊娠大小,有时经前与经后子宫大小可有变化。B超检查可有助于诊断。有时两者可以并存。

(四)子宫恶性肿瘤

1.子宫肉瘤

子宫肉瘤好发于老年妇女,生长迅速,侵犯周围组织时出现腰腿痛等压迫症状。有时从宫口有息肉样赘生物脱出,触之易出血,肿瘤的活组织检查有助于鉴别。

2.子宫内膜癌

子宫内膜癌以绝经后阴道流血为主要症状,好发于老年妇女,子宫呈均匀增大或正常,质软。应注意更年期妇女肌瘤可合并子宫内膜癌。行诊刮有助于鉴别。

3.宫颈癌

宫颈癌有不规则阴道流血、白带增多或不正常排液等症状,外生型较易鉴别,内生型宫颈癌则应与宫颈管黏膜下肌瘤鉴别。可借助于 B 超检查、宫颈细胞学刮片检查、宫颈活组织检查、宫颈管搔刮及分段诊刮等鉴别子宫恶性肿瘤。

(五)其他

卵巢巧克力囊肿、盆腔炎性包块、子宫畸形等可根据病史、体征及 B 超检查鉴别。

七、治疗

治疗应根据患者年龄,生育要求,症状及肌瘤的部位、大小、数目全面考虑。

(一)随访观察

肌瘤小,无症状,一般不需治疗,特别是近绝经期妇女。绝经后肌瘤多可萎缩或逐渐消失。每 3~6 个月随访一次,若肌瘤明显增大或出现症状可考虑进一步治疗。

(二)药物治疗

肌瘤<2 个月妊娠子宫大小,症状轻,近绝经年龄或全身情况不宜手术者,可给予药物对症治疗。

1.雄激素

雄激素可对抗雌激素,使子宫内膜萎缩,作用于子宫平滑肌时可增强收缩,减少出血,近绝经期可提前绝经。常用药物:丙酸睾酮 25 mg,肌内注射,每 5 天 1 次,经期 25 mg/d,共 3 次,每月总量不超过 300 mg。

2.促性腺激素释放激素类似物(GnRHa)

采用大剂量连续或长期非脉冲式给药可产生抑制 FSH 和 LH 分泌作用,降低雌二醇到绝经水平,借以缓解症状并抑制肌瘤生长使其萎缩。但停药后又逐渐增大到原来大小。用药 6 个月以上可产生绝经期综合征、骨质疏松等不良反应,故长期用药受限。一般应用长效制剂,每月皮下注射 1 次。常用药物为亮丙瑞林每次 3.75 mg,或戈舍瑞林每次 3.6 mg。目前临床多用于术前辅助治疗 3～6 个月,待控制症状、纠正贫血、肌瘤缩小后手术,降低手术难度,减少术中出血,避免输血;对近绝经期患者有提前过渡到自然绝经作用。

3.其他药物

米非司酮亦可用于子宫肌瘤治疗,12.5 mg/d,口服,作为术前用药或提前绝经使用。但不宜长期使用,以防其拮抗糖皮质激素的不良反应。

(三)手术治疗

适应证:子宫＞10 周妊娠大小;月经过多继发贫血;有膀胱、直肠压迫症状或肌瘤生长较快;保守治疗失败;不孕或反复流产排除其他原因。手术途径可经腹、经阴道或宫腔镜及腹腔镜下手术。

(1)肌瘤切除术:适用于 35 岁以下希望保留生育功能的患者。多剖腹或腹腔镜下切除;黏膜下肌瘤部分可经阴道或宫腔镜摘除。

(2)子宫切除术:肌瘤大,个数多,症状明显,不要求保留生育功能,或怀疑有恶变者,可行全子宫切除术。必要时可于术中行冰冻切片组织学检查。依具体情况决定是否保留双侧附件。术前应行宫颈细胞学检查排除宫颈恶性病变。

第二节　输卵管肿瘤

输卵管肿瘤少见,特别是良性输卵管肿瘤更罕见。输卵管和子宫都是由胚胎期米勒管发育而成,凡子宫体或子宫颈发生的肿瘤,输卵管也可发生,因此输卵管肿瘤种类繁多。但由于输卵管肿瘤无特异性症状和体征,且卵巢癌常累及输卵管,临床上易发生漏诊和误诊。

一、输卵管良性肿瘤

输卵管良性肿瘤种类甚多,以腺瘤样瘤相对多见,其他包括平滑肌瘤、乳头状瘤及畸胎瘤等。由于缺乏典型的症状和体征,很难在手术前明确诊断,往往在盆、腹腔手术时发现。治疗手段为肿瘤切除术或患侧输卵管切除术。预后良好。但乳头状瘤和畸胎瘤偶可发生恶性变,如有可疑,术中应行冷冻切片病理检查。

二、原发性输卵管癌

原发性输卵管癌是少见的妇科恶性肿瘤,约占女性生殖道恶性肿瘤的0.5%。发病高峰年龄为52～57岁。阴道排液是最常见的症状,常伴有盆腔或下腹部疼痛和盆腔包块。输卵管癌的生物学性状及治疗与卵巢癌相似。

(一)病因

病因不明。不孕与生育少可能是其主要的发病因素。输卵管癌患者中的不孕史者占30%～60%。

(二)病理

1.巨检

病灶常见于壶腹部,其次为伞端。多为单侧发生,双侧者占10%～26%。输卵管癌早期外观可正常,多表现为输卵管增粗,呈不规则形或腊肠形。输卵管剖面可见腔内有菜花样组织或坏死团块。输卵管伞端常与周围粘连封闭,管腔内可有积液、积血或积脓。

2.镜检

绝大多数是乳头状腺癌,占90%,其中50%为浆液性癌,大多分化不良,其他如内膜样癌、透明细胞癌、鳞癌、棘腺癌、鳞腺癌、黏液癌等少见。输卵管腺癌的组织学分型分为3级:Ⅰ级为乳头型,分化较好,以乳头结构为主,恶性程度低;Ⅱ级为乳头腺泡型,乳头结构仍存在但细胞分化较差,异型性明显并有小腺泡或腺腔形成;Ⅲ级为腺泡髓样型,细胞分化差,恶性程度高,核分裂象多,形成实性片状、巢状,有时可见腺泡结构。

(三)转移途径

输卵管癌的转移途径与卵巢癌类似,可直接蔓延到邻近器官,如通过伞端扩散到腹膜、大网膜、肠表面、膀胱及直肠或通过输卵管的蠕动向宫腔、宫颈甚至对侧输卵管蔓延。也可沿淋巴管转移到腹主动脉旁淋巴结和盆腔淋巴结。晚期可通过血液循环转移至肺、脑、肝、肾等器官。

(四)分期

采用FIGO制订的输卵管癌的手术-病理分期标准(表3-1)。

表 3-1　输卵管癌手术-病理分期(FIGO)

0 期	原位癌(浸润前癌)
Ⅰ期	肿瘤局限于输卵管
ⅠA	肿瘤局限于一侧输卵管,未穿透浆膜层;无腹水
ⅠB	肿瘤局限于双侧输卵管,未穿透浆膜层;无腹水
ⅠC	肿瘤局限于一侧或双侧输卵管,达到或穿透输卵管浆膜层,或在腹水或腹腔冲洗液中发现癌细胞
Ⅱ期	肿瘤累及一侧或双侧输卵管,伴有盆腔扩散
ⅡA	扩散和(或)转移到子宫和(或)卵巢
ⅡB	扩散到盆腔其他组织
ⅡC	盆腔内扩散(ⅡA或ⅡB)伴腹水或腹腔洗液找到癌细胞
Ⅲ期	累及一侧或双侧输卵管,伴盆腔外的腹腔内种植和(或)区域淋巴结阳性
ⅢA	显微镜下的盆腔外腹膜转移
ⅢB	肉眼见盆腔外腹膜转移灶,最大直径 2 cm
ⅢC	盆腔外腹膜转移的最大直径>2 cm,和(或)腹膜后或腹股沟淋巴结阳性
Ⅳ期	远处转移(不包括腹膜转移)

(五)诊断

1.病史

常有原发或继发不孕史。

2.临床表现

早期多无症状,易被忽视或延误诊断。随病变发展,临床上表现为阴道排液、腹痛和盆腔肿块,称输卵管癌"三联征"。但不足 15% 的患者有此典型"三联征"。

(1)阴道排液:是输卵管癌的重要临床症状,50% 以上的患者有阴道排液,多为浆液性或浆液血性,量多少不等,多无异味。阴道排液后下腹绞痛减轻,盆腔肿块缩小或消失。

(2)腹痛:患侧下腹不适或隐痛,若输卵管扭转或外溢性输卵管积水则发生间歇性钝痛或绞痛,阴道排液后腹痛减轻。

(3)盆腔肿块:盆腔肿块是输卵管癌的重要体征,61%～65% 的患者妇科检查发现附件肿块。大小不一,表面光滑,活动受限或固定。

(4)阴道流血:出现于 62% 的患者,肿瘤坏死或侵蚀血管所致,量不多。若高龄妇女出现不规则阴道流血而诊断性刮宫阴性者,应考虑有输卵管癌的可能。

(5)腹水:较少见,发生率约 10％,呈淡黄色或血性。

(6)其他:增大的肿瘤压迫或累及周围器官可致腹胀、尿频、尿急等,晚期出现恶病质表现。

3.辅助诊断

(1)细胞学检查:阴道脱落细胞学检查找到不典型腺上皮纤毛细胞,提示输卵管癌的可能。阳性者应行分段诊刮以排除子宫内膜癌和宫颈癌。若细胞学检查阳性而诊断性刮宫阴性则可能为输卵管癌。当肿瘤穿破浆膜层或有盆腹腔扩散则可在腹水或腹腔冲洗液中找到恶性细胞。

(2)子宫内膜检查:子宫内膜癌、子宫黏膜下肌瘤患者常有阴道流液,为排除以上疾病需行分段诊刮,输卵管癌者诊断性刮宫常为阴性,伴有宫内转移者除外。

(3)影像学检查:B超、CT、MRI等检查有助于术前诊断和分期,可确定肿块的部位、大小、性质及有无腹水等。

(4)血清 CA125 测定:可作为输卵管癌诊断及判断预后的重要参考指标,但无特异性。

(5)腹腔镜检查:腹腔镜可直接观察输卵管及卵巢,有助于输卵管癌的诊断,同时可吸取腹腔液进行细胞学检查。

4.病理学

诊断标准:①肿瘤来源于输卵管内膜;镜下主要为输卵管黏膜受累并呈乳头状结构;②组织学类型为输卵管黏膜上皮;③可见到由良性到恶性的移形区;④卵巢及子宫内膜正常或类似于输卵管癌的病理形态,但肿瘤体积必须小于输卵管肿瘤。

5.鉴别诊断

输卵管癌应与附件炎性包块、卵巢肿瘤及子宫内膜癌等鉴别。

(六)处理

治疗原则是以手术为主,化疗、放疗为辅的综合治疗,强调首次治疗的彻底性。

1.手术

手术是最主要的治疗手段,原则上早期应行全面分期手术,晚期行肿瘤细胞减灭术。

2.化疗

与卵巢癌相似,多采用以铂类和紫杉醇为主的联合化疗方案。

3.放疗

由于以铂类为主的联合化疗疗效显著,目前较少应用放疗。

(七)预后

预后与临床期别、初次手术后残余肿瘤直径相关。5 年生存率Ⅰ期 100％,Ⅱ期 65％,Ⅲ期 40％,Ⅳ期 25％。

第三节 卵巢肿瘤

卵巢肿瘤是常见的妇科肿瘤,在各年龄阶断均可发病,但肿瘤的组织学类型会有所不同。卵巢上皮性肿瘤好发于 50～60 岁的妇女,而卵巢生殖细胞肿瘤多见于 30 岁以下的年轻女性。卵巢恶性肿瘤是女性生殖器官常见的三大恶性肿瘤之一。卵巢位于盆腔深部,早期病变不易发现,一旦出现症状多属晚期,应高度警惕。

一、卵巢上皮性肿瘤

卵巢上皮性肿瘤为最常见的卵巢肿瘤,多见于中老年妇女,很少发生在青春期前和婴幼儿。卵巢上皮性肿瘤分为良性、交界性和恶性。交界性肿瘤是指上皮细胞增生活跃及核异型,核分裂象增加,表现为上皮细胞层次增加,但无间质浸润,是一种低度潜在恶性肿瘤,生长缓慢,转移率低,复发迟。卵巢上皮癌发展迅速,不易早期诊断,治疗困难,病死率高。

(一)发病高危因素

卵巢上皮癌的发病原因仍不明了,相关的高危因素如下。

1.遗传因素

5％～10％的卵巢上皮癌具有遗传异常。上皮性卵巢癌的发生与 3 个遗传性癌综合征有关,即:遗传性乳腺癌-卵巢癌综合征、遗传性位点特异性卵巢癌综合征和遗传性非息肉性结直肠癌综合征,最常见的是遗传性乳腺癌-卵巢癌综合征。真正的遗传性卵巢癌和乳腺癌一样,主要是由于 *BRCA1* 和 *BRCA2* 基因突变所致,属于常染色体显性遗传。

2.持续排卵因素

持续排卵使卵巢表面上皮不断损伤与修复,其结果一方面在修复过程中卵巢表面上皮细胞突变的可能性增加;另一方面增加卵巢上皮包涵囊肿形成的机会。减少或抑制排卵可减少卵巢上皮由排卵引起的损伤,可能降低卵巢癌发病危险。流行病学调查发现卵巢癌危险因素有未产和不孕,而多次妊娠、哺乳和口服避孕药有保护作用。应用促排卵药物可增加发生卵巢肿瘤的危险性。

3.环境及其他因素

流行病学证据表明,环境因素是人类卵巢癌主要的病因学决定因素。工业发达国家卵巢癌发病率高,提示工业的各种物理或化学产物可能与卵巢癌的发病相关。卵巢癌的发病是否与饮食习惯或成分(胆固醇含量高)相关,目前还无定论。

(二)病理

卵巢上皮肿瘤组织学类型主要有以下几种。

1.浆液性肿瘤

(1)浆液性囊腺瘤:约占卵巢良性肿瘤的 25%。多为单侧,球形,大小不等,表面光滑,囊性,壁薄,内充满淡黄色清亮液体。有单纯型及乳头状两型,前者多为单房,囊壁光滑;后者常为多房,可见乳头,向囊外生长。镜下见囊壁为纤维结缔组织,内为单层柱状上皮,乳头分支较粗,间质内见砂粒体(成层的钙化小球状物)。

(2)交界性浆液性囊腺瘤:中等大小,多为双侧,乳头状生长在囊内较少,多向囊外生长。镜下见乳头分支纤细而密,上皮复层不超过 3 层,细胞核轻度异型,核分裂象<1/HP,无间质浸润,预后好。

(3)浆液性囊腺癌:占卵巢恶性肿瘤的 40%~50%。多为双侧,体积较大,半实质性。结节状或分叶状,灰白色,或有乳突状增生,切面为多房,腔内充满乳头,质脆,出血,坏死。镜下见囊壁上皮明显增生,复层排列。癌细胞为立方形或柱状,细胞异型明显,并向间质浸润。

2.黏液性肿瘤

(1)黏液囊腺瘤:占卵巢良性肿瘤的 20%。多为单侧,圆形或卵圆形,体积较大,表面光滑,灰白色。切面常为多房,囊腔内充满胶冻样黏液,含黏蛋白和糖蛋白,囊内很少有乳头生长。镜下见囊壁为纤维结缔组织,内衬单层柱状上皮;可见杯状细胞及嗜银细胞。恶变率为 5%~10%。偶可自行破裂,瘤细胞种植在腹膜上继续生长并分泌黏液,在腹膜表面形成胶冻样黏液团块,极似卵巢癌转移,称腹膜黏液瘤。瘤细胞呈良性,分泌旺盛,很少见细胞异型和核分裂,多限于腹膜表面生长,一般不浸润脏器实质。

（2）交界性黏液性囊腺瘤：一般较大，少数为双侧，表面光滑，常为多房。切面见囊壁增厚，有实质区和乳头状形成，乳头细小、质软。镜下见上皮不超过3层，细胞轻度异型，细胞核大、染色深，有少量核分裂，增生上皮向腔内突出形成短粗的乳头，无间质浸润。

（3）黏液性囊腺癌：占卵巢恶性肿瘤的10%。多为单侧，瘤体较大，囊壁可见乳头或实质区，切面为囊实性，囊液呈混浊或血性。镜下见腺体密集，间质较少，腺上皮超过3层，细胞核明显异型，并有间质浸润。

3.卵巢子宫内膜样肿瘤

良性瘤较少见，为单房，表面光滑，囊壁衬以单层柱状上皮，似正常子宫内膜。囊内被覆鳞状上皮，间质内可有含铁血黄素的吞噬细胞。子宫内膜样交界性瘤很少见。卵巢子宫内膜样癌占卵巢恶性肿瘤的10%～24%，肿瘤单侧多，中等大，囊性或实性，有乳头生长，囊液多为血性。镜下特点与子宫内膜癌极相似，多为高分化腺癌或腺棘皮癌，常并发子宫内膜癌，不易鉴别是否为原发或继发。

4.透明细胞肿瘤

肿瘤来源于米勒管上皮，良性罕见，交界性者上皮由1～3层多角形靴钉状细胞组成，核有异型性但无间质浸润，常合并透明细胞癌存在。透明细胞癌占卵巢癌5%～11%，患者均为成年妇女，平均年龄48～58岁，10%合并高钙血症。常合并子宫内膜异位症（25%～50%）。呈囊实性，单侧多，较大；镜下瘤细胞质丰富或呈泡状，含丰富糖原，排列成实性片、索状或乳头状；瘤细胞核异型性明显，深染，有特殊的靴钉状细胞附于囊内及管状结构。易转移至腹膜后淋巴结及肝。

5.勃勒纳瘤

由卵巢表面上皮向移行上皮分化而形成，占卵巢肿瘤的1.5%～2.5%。多数为良性，单侧，体积小（直径<5 cm），表面光滑，质硬，切面呈灰白色旋涡状或编织状，如纤维瘤。小肿瘤常位于卵巢髓质近卵巢门处。亦有交界性及恶性。

6.未分化癌

在未分化癌中小细胞癌最有特征。发病年龄为9～43岁，平均24岁，70%的患者有高血钙。常为单侧，较大，表面光滑或结节状，切面为实性或囊实性，质软、脆、褐色或灰黄色，多数伴有坏死出血。镜检癌细胞为未分化小细胞，圆形或梭形，胞质少，核圆或卵圆有核仁，核分裂多见[（16～50）/10 HPFs]。细胞排列紧密，呈弥散、巢状、片状生长。恶性程度极高，预后极差，90%的患者在1年内死亡。

组织分级标准:WHO分级标准主要依据组织结构和细胞分化程度分3级。①1级,为高度分化;②2级,为中度分化;③3级,为低度分化。组织学分级对预后的影响较组织学类型更重要,低度分化预后差。

(三)治疗

1.良性肿瘤

若卵巢肿块直径<5 cm,疑为卵巢瘤样病变,可做短期观察。一经确诊为卵巢良性肿瘤,应手术治疗。根据患者年龄、生育要求及对侧卵巢情况决定手术范围。年轻、单侧良性肿瘤应行患侧卵巢囊肿剥出或卵巢切除术,尽可能保留正常卵巢组织和对侧正常卵巢;即使双侧良性囊肿,也应争取行囊肿剥出术,保留正常卵巢组织。围绝经期妇女可行单侧附件切除或子宫及双侧附件切除术。术中剖开肿瘤,肉眼观察区分良性、恶性,必要时做冷冻切片组织学检查明确性质,确定手术范围。若肿瘤大或可疑恶性,尽可能完整取出肿瘤,防止囊液流出及瘤细胞种植于腹腔。巨大囊肿可穿刺放液,待体积缩小后取出,穿刺前须保护穿刺周围组织,以防囊液外溢,放液速度应缓慢,以免腹压骤降发生休克。

2.恶性肿瘤

治疗原则是手术为主,辅以化疗、放疗及其他综合治疗。

(1)手术:是治疗卵巢上皮癌的主要手段。应根据术中探查及冷冻病理检查结果,决定手术范围。卵巢上皮癌第一次手术的彻底性与预后密切相关。

(2)化疗:为主要的辅助治疗。因卵巢上皮性癌对化疗较敏感,即使已有广泛转移也能取得一定疗效。常用于术后杀灭有残留癌灶,控制复发;也可用于复发病灶的治疗。化疗可以缓解症状,延长患者存活期。暂无法施行手术的晚期患者,化疗可使肿瘤缩小,为以后手术创造条件(表3-2)。

表3-2 卵巢上皮性癌常用联合化疗方案

方案	药物	剂量及方法	疗程间隔
TC	紫杉醇(T)	175 mg/m² 静脉滴注1次,3小时滴完	3周
	卡铂(C)	卡铂(剂量按 AUC=5 计算)静脉滴注1次	
PC	顺铂(P)	70 mg/m² 静脉滴注1次	3周
	环磷酰胺(C)	700 mg/m² 静脉滴注1次	
TP	紫杉醇(T)	175 mg/m² 静脉滴注1次,3小时滴完	3~4周
	顺铂(P)	70 mg/m² 静脉滴注1次	

一线化疗是指首次肿瘤细胞减灭术后的化疗。常用化疗药物有顺铂、卡铂、紫杉醇、环磷酰胺、异环磷酰胺、氟尿嘧啶、博来霉素、长春新碱、依托泊苷等。近年来多以铂类药物和紫杉醇为主要的化疗药物。

二线化疗主要用于复发和难治性卵巢癌。选择化疗方案前应了解一线化疗用什么药物及药物累积量，一线化疗疗效如何，毒性如何，反应持续时间及停药时间。患者一线治疗中对铂类的敏感性对选择二线化疗具有重要参考价值。

(3)放疗：外照射对于卵巢上皮癌的治疗价值有限，可用于锁骨上和腹股沟淋巴结转移灶和部分紧靠盆壁局限性病灶的局部治疗。对上皮性癌不主张以放疗作为主要辅助治疗手段，但在 I_c 期，伴有大量腹水者经手术后仅有细小粟粒样转移病灶，或肉眼看不到有残留病灶的可辅以放射性同位素 ^{32}P 腹腔内注射以提高疗效，减少复发，腹腔内有粘连时禁用。

(4)免疫治疗：为综合治疗之一。目前临床应用较多的是细胞因子治疗，如白介素-2，干扰素，胸腺素等，均作为辅助治疗。为了治疗化疗引起的严重骨髓抑制，临床上使用各种基因重组集落刺激因子（colony-stimulating factor，CSF）如粒细胞 CSF，粒细胞和巨噬细胞 CSF 等，这些药物能刺激骨髓增殖，显著提高外周血中粒细胞水平。近年来，以肿瘤浸润淋巴细胞和树突细胞为代表的细胞免疫治疗及各种抗体治疗的研究取得很大进展，但仍处于临床试验阶段，要明确其临床价值还需要循证医学的证据。

(5)靶向治疗：近年来，肿瘤的靶向治疗成为国内外研究者的关注焦点。卵巢癌的靶向治疗药物包括络胺酸激酶抑制剂，抗血管生成剂，单克隆抗体，耐药修饰剂等，尤其是表皮生长因子受体抑制剂，血管内皮生长因子抑制剂的研究显示出很好的应用前景，随着基础医学和临床医学进一步的发展和完善，靶向治疗将成为卵巢癌治疗的重要方法。

3.交界性肿瘤

手术是交界性瘤的主要治疗手段。

(1)Ⅰ期：根据患者对生育的要求而定，若希望保留生育功能，对侧检查正常，则行单侧卵巢切除；若患者只有一侧卵巢或双侧卵巢囊肿，则行部分卵巢切除。对其他所有患者，则建议行全子宫、双附件切除术。

(2)Ⅱ～Ⅳ期：按手术分期来进行，包括全子宫双附件切除、大网膜切除、盆腔及腹主动脉旁淋巴结清扫，腹腔冲洗液检查癌细胞，多点活检，行肿瘤切除术。必要时行肿瘤细胞减灭术。对交界性瘤手术治疗的目标，不能仅满足于使残留肿瘤直径<1 cm，而应力求将肿瘤完全切除。交界性卵巢上皮肿瘤可晚期复发，

但其交界性瘤性质不变。所以,对复发病例也应采取手术治疗,可以获得很好的治疗效果。黏液性交界瘤应切除阑尾。交界性肿瘤术后辅助治疗(化疗、放疗)尚有争议。

(四)预后

预后与分期、组织学分类及分级、患者年龄和治疗方式有关。以分期最重要,期别越早预后越好。据文献报道Ⅰ期卵巢癌,病变局限于包膜内,5年生存率达90%。若囊外有赘生物、腹腔冲洗液找到癌细胞者生存率降至68%。Ⅲ期卵巢癌者,5年生存率为30%~40%,Ⅳ期卵巢癌者仅为10%。低度恶性肿瘤疗效较恶性程度高者为佳,细胞分化良好者疗效较分化不良者好。对化疗药物敏感者,疗效较好。术后残余癌灶直径<1 cm者,化疗效果较明显,预后良好。

(五)预防

卵巢上皮癌的病因不清,难以预防。但若能积极采取措施对高危人群严密监测随访,早期诊治可改善预后。

(1)开展卫生宣传教育,提倡高蛋白、富含维生素A的饮食,避免高胆固醇食物。高危妇女可服避孕药预防。

(2)高危人群的筛查,最近的研究表明:遗传性卵巢癌综合征家族中的成员,是发生卵巢癌的高危人群,发生卵巢癌的危险概率为20%~59%,BRCA基因表达与遗传性卵巢癌综合征有密切的相关性,而且将BRCA基因监测用于卵巢癌高危人群的筛查。临床筛查的内容主要包括3个步骤:风险评估、遗传咨询和BRCA基因检测。对于经筛查认为高危的患者再进行适当的医疗干预。

(3)重视卵巢肿瘤的诊断及处理:30岁以上妇女每年应行妇科检查;高危人群每半年检查一次,早期发现或排除卵巢肿瘤。若配合B超检查、CA125检测等则更好。对卵巢实性肿瘤或囊肿直径>5 cm者,应及时手术切除。青春期前、绝经后或生育年龄口服避孕药的妇女发现卵巢肿大,应及时明确诊断。盆腔肿块诊断不清或治疗无效者,应及早行腹腔镜检查或剖腹探查,早期诊治。

(4)乳腺癌和胃肠癌的女性患者,治疗后应严密随访,定期作妇科检查,确定有无卵巢转移癌。

二、卵巢生殖细胞肿瘤

卵巢生殖细胞肿瘤是指来源于胚胎性腺的原始生殖细胞而具有不同组织学特征的一组肿瘤,其发病率仅次于上皮性肿瘤,多发生于年轻的妇女及幼女,青春期前的患者占60%~90%,绝经后仅占4%。卵巢恶性生殖细胞肿瘤恶性程度大,病死率高。

(一)病理分类

1.畸胎瘤

由多胚层组织结构组成的肿瘤,偶见含一个胚层成分。肿瘤组织多数成熟,少数未成熟;多数为囊性,少数为实性。肿瘤的良性、恶性及恶性程度取决于组织分化程度,而不决定于肿瘤质地。

成熟畸胎瘤:又称皮样囊肿,属良性肿瘤,占卵巢肿瘤的10%～20%,占生殖细胞肿瘤的85%～97%,占畸胎瘤的95%以上。可发生于任何年龄,以20～40岁居多。多为单侧,双侧占10%～17%。中等大小,呈圆形或卵圆形,壁光滑、质韧。多为单房,腔内充满油脂和毛发,有时可见牙齿或骨质。囊壁内层为复层鳞状上皮,壁上常见小丘样隆起向腔内突出称"头节"。肿瘤可含外、中、内胚层组织。偶见向单一胚层分化,形成高度特异性畸胎瘤,如卵巢甲状腺肿,分泌甲状腺激素,甚至引起甲亢。成熟囊性畸胎瘤恶变率为2%～4%,多见于绝经后妇女;"头节"的上皮易恶变,形成鳞状细胞癌,预后较差。

未成熟畸胎瘤属恶性肿瘤,含2～3个胚层,占卵巢畸胎瘤的1%～3%。肿瘤由分化程度不同的未成熟胚胎组织构成,主要为原始神经组织。多见于年轻患者,平均年龄为11～19岁。肿瘤多为实性,可有囊性区域。肿瘤的恶性程度根据未成熟组织所占比例、分化程度及神经上皮含量而定。

该肿瘤的复发及转移率均高,但复发后再次手术可见未成熟肿瘤组织具有向成熟转化的特点,即恶性程度的逆转现象。

2.无性细胞瘤

无性细胞瘤为中度恶性的实性肿瘤,占卵巢恶性肿瘤的5%。好发于青春期及生育期妇女,单侧居多,右侧多于左侧。肿瘤为圆形或椭圆形,中等大,实性,触之如橡皮样。表面光滑或呈分叶状。切面淡棕色,镜下见圆形或多角形大细胞,细胞核大,胞质丰富,瘤细胞呈片状或条索状排列,有少量纤维组织相隔,间质中常有淋巴细胞浸润。对放疗特别敏感,纯无性细胞瘤的5年存活率可达90%。混合型(含绒癌,内胚窦成分)预后差。

3.卵黄囊瘤

卵黄囊瘤来源于胚外结构卵黄囊,其组织结构与大鼠胎盘的内胚窦特殊血管周围结构相似,又名内胚窦瘤。较罕见,占卵巢恶性肿瘤的1%,恶性程度高,常见于儿童及年轻妇女。多为单侧,肿瘤较大,圆形或卵圆形。切面部分囊性,组织质脆,多有出血坏死区,呈灰红或灰黄色,易破裂。镜下见疏松网状和内皮窦样结构。瘤细胞呈扁平、立方、柱状或多角形,产生甲胎蛋白(α-fetoprotein,AFP),故患者血清 AFP 浓度很高,其浓度与肿瘤消长相关,是诊断及治疗监测时的重要标志物。肿瘤生长迅速,易早期转移,预后差,既往平均生存期仅 1 年,现经手术及联合化疗后,生存期明显延长。

4.胚胎癌

胚胎癌是一种未分化并具有多种分化潜能的恶性生殖细胞肿瘤。极少见,发生率占卵巢恶性生殖细胞瘤的 5% 以下。胚胎癌具有向胚体方向分化的潜能,可形成不同程度分化的畸胎瘤;向胚外方向分化则形成卵黄囊结构或滋养细胞结构。形态上与睾丸的胚胎癌相似,但发生在卵巢的纯型胚胎癌较在睾丸少见,其原因尚不明。肿瘤体积较大,有包膜,质软,常伴出血、梗死和包膜破裂。切面为实性,灰白色,略呈颗粒状;与其他生殖细胞瘤合并存在时,则依所含的成分和占的比例不同呈现出杂色多彩状,囊性变和出血坏死多见。瘤组织由较原始的多角形细胞聚集形成的实性上皮样片块和细胞巢与原始幼稚的黏液样间质构成。肿瘤细胞和细胞核的异型性突出,可见瘤巨细胞。在稍许分化的区域,瘤细胞有形成裂隙和乳头的倾向,细胞略呈立方或柱状上皮样,但不形成明确的腺管。胚胎癌具有局部侵袭性强、播散广泛及早期转移的特性;转移的途径早期经淋巴管,晚期合并血行播散。

5.绒癌

原发性卵巢绒癌也称为卵巢非妊娠性绒癌,是由卵巢生殖细胞中的多潜能细胞向胚外结构(滋养细胞或卵黄囊等)发展而来的一种恶性程度极高的卵巢肿瘤,它可分为单纯型或混合型。混合型,即除绒癌成分外,还同时合并存在其他恶性生殖细胞肿瘤,如未成熟畸胎瘤、卵黄囊瘤、胚胎癌及无性细胞瘤等。原发卵巢绒癌多见的是混合型,单纯型极为少见。妊娠性绒癌一般不合并其他恶性生殖细胞肿瘤。典型的肿瘤体积较大,单侧,实性,质软,出血坏死明显。镜下形态如同子宫绒癌,由细胞滋养细胞和合体滋养细胞构成。因其他生殖细胞肿瘤特别是胚胎性癌常有不等量的合体细胞,诊断必须同时具备两种滋养细胞。非妊娠性绒癌预后较妊娠性绒癌差,治疗效果不好,病情发展快,短期内即死亡。

(二)诊断

卵巢恶性生殖细胞肿瘤在临床表现方面具有一些特点。如发病年龄轻,肿瘤较大,肿瘤标记物异常,很易产生腹水,病程发展快等。若能注意到这些肿瘤的特点,诊断并不难。特别是血清 AFP 和人绒毛膜促性腺激素(HCG)的检测可以起到明确诊断的作用。卵黄囊瘤可以合成 AFP,卵巢绒癌可分泌 HCG,这些都是很特异的肿瘤标志物。血清 AFP 和 HCG 的动态变化与癌瘤病情的好转和恶化是一致的,临床完全缓解的患者其血清 AFP 或 HCG 值轻度升高也预示癌瘤的残存或复发。虽然血清 AFP 和 HCG 的检测对卵巢内胚窦瘤和卵巢绒癌有明确诊断的意义,但卵巢恶性生殖细胞肿瘤的最后确诊还是依靠组织病理学的诊断。

(三)治疗

1.良性生殖细胞肿瘤

单侧肿瘤应行卵巢肿瘤剥除或患侧附件切除术;双侧肿瘤争取行卵巢肿瘤剥除术;围绝经期妇女可考虑行全子宫双附件切除术。

2.恶性生殖细胞肿瘤

(1)手术治疗:由于绝大部分恶性生殖细胞肿瘤患者是希望生育的年轻女性,常为单侧卵巢发病,即使复发也很少累及对侧卵巢和子宫,更为重要的是卵巢恶性生殖细胞肿瘤对化疗十分敏感。因此,手术的基本原则是无论期别早晚,只要对侧卵巢和子宫未受肿瘤累及,均应行保留生育功能的手术,仅切除患侧附件。是否同时行包括腹膜后淋巴结切除在内的全面分期探查术,目前仍存有争议。对于复发的卵巢生殖细胞仍主张积极手术。

(2)化疗:恶性生殖细胞肿瘤对化疗十分敏感。根据肿瘤分期、类型和肿瘤标志物的水平,术后可采用 3～6 个疗程的联合化疗。

(3)放疗:为手术和化疗的辅助治疗。无性细胞瘤对放疗最敏感,但由于无性细胞瘤的患者多年轻,要求保留生育功能,目前放疗已较少应用。对复发的无性细胞瘤,放疗仍能取得较好疗效。颗粒细胞瘤对放疗中度敏感。

三、卵巢性索间质肿瘤

卵巢性索间质肿瘤来源于原始性腺中的性索及间质组织,占卵巢肿瘤的 4.3%～6.0%。在胚胎正常发育过程中,原始性腺中的性索组织,在男性将演变成睾丸曲细精管的支持细胞,在女性将演变成卵巢的颗粒细胞;而原始性腺中的特殊间叶组织将演化为男性睾丸的间质细胞及女性卵巢的泡膜细胞。卵巢性索间质肿瘤即是由上述性索组织或特殊的间叶组织演化而形成的肿瘤,它们仍保留了原来各自的分化特性。肿瘤可由单一细胞构成,如颗粒细胞瘤、泡膜细胞瘤、支持细胞瘤、间质细胞瘤;肿瘤亦可由不同细胞组合形成,当含两种细胞成分时,可以形成颗粒细胞-泡膜细胞瘤,支持细胞-间质细胞瘤;而当肿瘤含有上述四种细胞成分时,此种性索间质肿瘤称为两性母细胞瘤。许多类型的性索间质肿瘤能分泌类固醇激素,临床出现内分泌失调症状,但是肿瘤的诊断依据是肿瘤特有的病理形态,临床内分泌紊乱和激素水平异常仅能做参考。

(一)病理分类和临床表现

1.颗粒细胞-间质细胞瘤

由性索的颗粒细胞及间质的衍生成分如成纤维细胞及卵泡膜细胞组成。

(1)颗粒细胞瘤:在病理上颗粒细胞瘤分为成人型和幼年型两种。

成人型颗粒细胞瘤约占95％,属低度恶性的肿瘤,可发生于任何年龄,高峰为45～55岁。肿瘤能分泌雌激素,故有女性化作用。青春期前患者可出现假性性早熟,生育年龄患者出现月经紊乱,绝经后患者则有不规则阴道流血,常合并子宫内膜增生,甚至发生腺癌。肿瘤多为单侧,圆形或椭圆形,呈分叶状,表面光滑,实性或部分囊性;切面组织脆而软,伴出血坏死灶。镜下见颗粒细胞环绕成小圆形囊腔,菊花样排列、中心含嗜伊红物质及核碎片(Call-Exner 小体)。瘤细胞呈小多边形,偶呈圆形或圆柱形,胞质嗜淡伊红或中性,细胞膜界限不清,核圆,核膜清楚。预后较好,5年生存率达80％以上,但有远期复发倾向。

幼年型颗粒细胞瘤罕见,仅占5％,是一种恶性程度极高的卵巢肿瘤。主要发生在青少年,98％为单侧。镜下呈卵泡样,缺乏核纵沟,胞质丰富,核分裂更活跃,极少含 Call-Exner 小体,10％～15％呈重度异型性。

(2)卵泡膜细胞瘤:为有内分泌功能的卵巢实性肿瘤,因能分泌雌激素,故有女性化作用。常与颗粒细胞瘤合并存在,但也有纯卵泡膜细胞瘤。此为良性肿瘤,多为单侧,圆形、卵圆形或分叶状,表面被覆薄的有光泽的纤维包膜。切面为实性,灰白色。镜下见瘤细胞短梭形,胞质富含脂质,细胞交错排列呈漩涡状。瘤细胞团为结缔组织分隔。常合并子宫内膜增生,甚至子宫内膜癌。恶性卵泡膜细胞瘤较少见,可直接浸润邻近组织,并发生远处转移。其预后较一般卵巢癌为佳。

(3)纤维瘤:为较常见的良性肿瘤,占卵巢肿瘤的2％～5％,多见于中年妇女,单侧居多,中等大小,表面光滑或结节状,切面灰白色,为实性,坚硬。镜下见由梭形瘤细胞组成,排列呈编织状。偶见患者伴有腹水或胸腔积液,称梅格斯综合征,腹水经淋巴或横膈流至胸腔,右侧横膈淋巴丰富,故多见右侧胸腔积液。手术切除肿瘤后,胸腔积液、腹水自行消失。

2.支持细胞-间质细胞瘤

支持细胞-间质细胞瘤又称睾丸母细胞瘤,罕见,多发生在40岁以下妇女。单侧居多,通常较小,可局限在卵巢门区或皮质区,实性,表面光滑而滑润,有时呈分叶状,切面灰白色伴囊性变,囊内壁光滑,含血性浆液或黏液。镜下见不同分化程度的支持细胞及间质细胞。高分化者属良性,中低分化为恶性,具有男性化作用;少数无内分泌功能呈现女性化,雌激素可由瘤细胞直接分泌或由雄激素转化而来。10%～30%呈恶性,5年生存率为70%～90%。

(二)治疗

1.良性的性索间质肿瘤

年轻妇女患单侧肿瘤,应行卵巢肿瘤剥除或患侧附件切除术;双侧肿瘤争取行卵巢肿瘤剥除术;围绝经期妇女可考虑行全子宫双附件切除术。卵巢纤维瘤、卵泡膜细胞瘤和硬化性间质瘤是良性的,可按上述处理。

2.恶性的性索间质肿瘤

颗粒细胞瘤、间质细胞瘤、环管状性索间质瘤是低度或潜在恶性的。Ⅰ期的卵巢性索间质肿瘤希望生育的年轻患者,可考虑行患侧附件切除术,保留生育功能,但应进行全面细致的手术病理分期;不希望生育者应行全子宫双附件切除术和确定分期手术。晚期肿瘤应采用肿瘤细胞减灭术。与上皮性卵巢癌不同,对于复发的性索间质肿瘤仍主张积极手术。

以铂类为基础的多药联合化疗作为术后的一线治疗,能有效改善恶性性索间质肿瘤患者,尤其是晚期患者的治疗结局。术后常用方案为PAC、PEB、PVB,一般化疗为6个疗程。恶性性索间质肿瘤有晚期复发的特点,应长期随诊。

四、卵巢转移性肿瘤

体内任何部位原发性癌均可能转移到卵巢、乳腺、肠、胃、生殖道、泌尿道等。库肯勃瘤即印戒细胞癌,是一种特殊的转移性腺癌,原发部位在胃、肠道,肿瘤为双侧性,中等大,多保持卵巢原状或呈肾形。一般无粘连,切面实性,胶质样。镜下见典型的印戒细胞,能产生黏液,周围是结缔组织或黏液瘤性间质。

卵巢转移瘤的处理取决于原发灶的部位和治疗情况,需要多学科协作,共同诊治。治疗的原则是有效地缓解和控制症状。如原发瘤已经切除且无其他转移和复发迹象,卵巢转移瘤仅局限于盆腔,可采用原发性卵巢恶性肿瘤的手术方法,即行全子宫双附件切除和大网膜切除,尽可能切除盆腔转移瘤。术后配合化疗或放疗。大部分卵巢转移性肿瘤的治疗效果不好,预后很差。

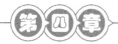

异常分娩

第一节 产力异常

子宫收缩力是分娩进程中最重要的产力,贯穿于分娩全过程,具有节律性、对称性、极性及缩复作用等特点。无论何种原因使上述特点发生改变,如失去节律性、极性倒置、收缩过弱或过强,均称为子宫收缩力异常。产力异常主要包括子宫收缩乏力及子宫收缩过强 2 种。

一、子宫收缩乏力

(一)病因

子宫收缩功能取决于子宫肌源性、精神源性及激素调节体系中的同步化程度,任何一方异常均可直接导致产力异常。

1.头盆不称或胎位异常

胎儿先露部不能紧贴子宫下段及宫颈内口,影响内源性缩宫素的释放及反射性子宫收缩。

2.精神心理因素

产妇对分娩有恐惧、紧张、焦虑等精神心理障碍。

3.子宫肌源性因素

子宫畸形、子宫肌纤维过度伸展(如巨大胎儿、双胎妊娠、羊水过多等)、高龄产妇、经产妇、有宫内感染、子宫肌瘤等因素,影响子宫收缩的对称性及极性,引起子宫收缩乏力。

4.内分泌失调

临产后产妇体内缩宫素及前列腺素合成、释放不足,或缩宫素受体量少。胎儿、胎盘合成与分泌硫酸脱氢表雄酮量少,致宫颈成熟度欠佳,亦可引起原发性宫缩乏力。

5.其他

在产程早期使用大剂量解痉、镇静、镇痛剂,可直接抑制子宫收缩。行硬膜外麻醉镇痛分娩或产妇疲乏时,导致子宫收缩乏力,使产程延长。

(二)临床表现及诊断

1.协调性子宫收缩乏力

协调性子宫收缩乏力,又称低张性子宫收缩乏力。子宫收缩有正常的节律性、对称性及极性,但收缩力弱,致使产程延长,甚至停滞。根据宫缩乏力发生时期分为原发性宫缩乏力和继发性宫缩乏力。①原发性宫缩乏力:指产程一开始就出现;②继发性宫缩乏力:指产程开始正常,进入活跃期后强度转弱,使产程延长或停滞,多伴有胎位或骨盆等异常。

2.不协调性子宫收缩乏力

不协调性子宫收缩乏力,又称高张性子宫收缩乏力。宫缩失去正常的对称性、节律性,尤其是极性,不能产生向下的合力,无效宫缩,胎先露部不下降,宫口不扩张。产妇出现持续性腹痛及静息宫内压升高。

(三)对产程及母儿的影响

1.对产程的影响

宫缩乏力使产程进展缓慢或停滞。原发性宫缩乏力可致潜伏期延长,继发性宫缩乏力可导致第一及第二产程延长、停滞,甚至发生滞产。

2.对产妇的影响

产程延长直接影响产妇的休息及进食,加上体力消耗和过度换气,可致产妇精神疲惫、全身乏力,严重者引起脱水、酸中毒或低钾血症,手术产率增加。第二产程延长产道受压过久致产后尿潴留,甚至发生尿瘘或粪瘘。亦可导致产后出血,增加产褥感染率。

3.对胎儿的影响

不协调性宫缩乏力不能使子宫壁完全放松,对子宫胎盘循环影响大,易发生胎儿窘迫;产程延长使胎头及脐带等受压机会增加,手术助产机会增高,易发生新生儿产伤,使新生儿窒息、颅内出血及吸入性肺炎等疾病的发病率增加。

(四)处理

1.协调性子宫收缩乏力

不论是原发性还是继发性,首先应寻找原因。发现头盆不称或胎位异常预计不能经阴道分娩者,应行剖宫产术。确认无头盆不称和胎位异常、胎儿窘迫征象,能经阴道分娩者,应采取加强宫缩的措施。

(1)第一产程的处理包括一般处理和加强宫缩。

一般处理:应预防宫缩乏力,解除产妇对分娩的心理顾虑与紧张情绪,指导休息、饮食及大小便等。对潜伏期出现的宫缩乏力,必要时可用强镇静剂,如哌替啶 100 mg 或吗啡 10 mg 肌内注射,镇静治疗后绝大多数潜伏期宫缩乏力者经充分休息后自然转入活跃期。

加强宫缩的方法包括物理方法和药物治疗。

物理方法:宫口扩张≥5 cm、无头盆不称、胎头已衔接而产程延缓时,可行人工破膜术,使胎头直接紧贴子宫下段及宫颈内口,引起反射性子宫收缩,加速产程进展,同时观察羊水性状。宫颈 Bishop 评分≥7 分者,成功率较高。

药物治疗方法如下。①缩宫素:从小剂量开始静脉滴注,通常用缩宫素 2.5 U 加入 0.9% 生理盐水 500 mL 中,每 1 mL 中含有 5 mU 缩宫素,开始滴速为 8 滴/分,每分钟滴入的缩宫素应控制在 2.5 mU,在确定无过敏后,剂量可逐渐增加,在 15 分钟内调整到有效剂量。宫缩间歇 2~3 分钟,持续 40~60 秒,宫腔压力不超过 8.0 kPa(60 mmHg)。通过调整给药浓度,在不引起子宫过强收缩及胎儿窘迫的情况下使宫口扩张及胎先露部下降;缩宫素的血浆半衰期平均为 5 分钟,用药后 20~40 分钟可达血浆稳态浓度,加量间隔以 15~30 分钟、每次增加浓度以 1~3 mU/min 为宜,最大给药浓度不超过 7.5 mU/min。用药时密切观察宫缩、胎心监护、血压及产程进展等变化,警惕水中毒。若血压升高,应减慢滴注速度;一旦发生激惹性宫缩或宫缩持续时间超过 1 分钟或胎心率明显减速(包括胎心率持续减速及晚期减速等),均应立即停用缩宫素。对有明显产道梗阻或伴瘢痕子宫者不宜应用。②地西泮:地西泮 10 mg 静脉缓慢推注,2~3 分钟注完。间隔 4~6 小时酌情再用。可选择性地使宫颈肌纤维松弛,而不影响宫体肌收缩,可降低母体交感神经系统兴奋性,使子宫血管张力下降,改善子宫的血液循环。镇静、催眠作用可缓解产妇的紧张情绪及疲惫状态,减少产妇体内儿茶酚胺分泌,有助于恢复子宫收缩。

(2)第二产程的处理:若头盆相称出现宫缩乏力,可静脉滴注缩宫素加强宫缩,指导产妇配合宫缩屏气用力,争取经阴道自然分娩;有胎儿窘迫征象应尽早结束分娩,胎头双顶径已通过坐骨棘平面且无明显颅骨重叠,可行阴道助产;否则应行剖宫产术。

(3)第三产程的处理:胎肩娩出后立即将缩宫素 10～20 U 静脉滴注,预防产后出血。对产程长、破膜时间长及手术产者,给予抗生素防感染。

2.不协调性子宫收缩乏力

应调节子宫收缩,使其恢复正常节律性及极性。可给予哌替啶 100 mg 或吗啡 10 mg 肌内注射,产妇充分休息后多能恢复为协调性子宫收缩,若伴胎儿窘迫及头盆不称者禁用强镇静剂,应尽早行剖宫产。在子宫收缩恢复为协调性之前,严禁使用缩宫药物,以免加重病情。

二、子宫收缩过强

(一)临床表现及诊断

1.协调性子宫收缩过强

子宫收缩的节律性、对称性及极性均正常,仅收缩力过强。若无产道梗阻,常以产程短暂为特征,可使总产程<3 小时,称为急产。若存在产道梗阻或瘢痕子宫,可发生病理缩复环或子宫破裂。

2.不协调性子宫收缩过强

(1)子宫痉挛性狭窄环:子宫局部平滑肌呈痉挛性不协调性收缩形成的环形狭窄,持续不放松。狭窄环常见于子宫上下段交界处及胎体狭窄部,如胎儿颈部。产妇出现持续性腹痛,烦躁不安,宫颈扩张缓慢,胎先露部下降停滞,胎心率时快时慢,第三产程常造成胎盘嵌顿,手取胎盘时可在宫颈内口上方直接触到此环。

(2)强直性子宫收缩:常见于缩宫药使用不当。子宫收缩失去节律性,呈持续性强直性收缩。产妇因持续性腹痛常有烦躁不安、腹部拒按,不易查清胎位,胎心听不清。若合并产道梗阻,亦可出现病理缩复环、血尿等先兆子宫破裂征象。

(二)对产程及母儿的影响

1.对产程的影响

协调性子宫收缩过强可致急产,不协调性子宫收缩过强形成子宫痉挛性狭窄环或强直性子宫收缩时,可导致产程延长及停滞。

2.对产妇的影响

无论急产还是强直性子宫收缩均易造成软产道裂伤。宫缩过强使宫腔内压力增高,有发生羊水栓塞的危险。子宫痉挛性狭窄环可使产程停滞、胎盘嵌顿,增加产后出血、产褥感染及手术产的机会。

3.对胎儿的影响

急产及强直性子宫收缩使子宫胎盘血流减少,子宫痉挛性狭窄环使产程延长,易发生胎儿窘迫及新生儿窒息,严重者直接导致死胎及死产。

(三)处理

以预防为主,有急产史(包括家族有急产史)者应提前入院待产,临产后慎用缩宫药物及其他可促进宫缩的产科处置,如人工破膜等。一旦发生强直性子宫收缩,给予产妇吸氧的同时应用宫缩抑制剂,如25%硫酸镁20 mL加入5%葡萄糖液20 mL缓慢静脉注射,哌替啶100 mg肌内注射(适用于4小时内胎儿不会娩出者),在抑制宫缩的同时密切观察胎儿安危。若宫缩缓解、胎心正常,可等待自然分娩或经阴道手术助产;若宫缩不缓解,已出现胎儿窘迫或病理缩复环者,应尽早行剖宫产;若胎死宫内,应先缓解宫缩,处理死胎,以不损害母体为原则。

第二节 产道异常

产道异常包括骨产道(骨盆)异常及软产道(子宫下段、宫颈、阴道)异常,临床上以骨产道异常多见。

一、骨产道异常

骨产道异常包括骨盆形态异常及径线过短。骨盆形态异常或径线过短,使骨盆腔容积小于胎先露部能够通过的限度,称为骨盆狭窄,可以是骨盆的任何一个径线或几个径线小于正常,也可以是一个平面或多个平面同时狭窄。当某一径线短小时需要观察同一平面其他径线的大小,再结合整个骨盆的大小与形态全面衡量,才能对这一骨盆在难产中所起的作用做出比较正确的估计。造成骨盆狭窄的原因有先天性发育异常、出生后营养、疾病和外伤等因素。

骨盆的大小与形态是造成难产的首要因素,是导致头盆不称及胎位异常最常见的原因,因此在对分娩预后做出估计时首先要了解骨盆是否有异常。但正常分娩除与骨盆形状、大小有关外,与产力、胎儿大小、胎位及胎头的可塑性皆有密切关系。即使骨盆正常,胎儿过大或胎位不正,分娩也会遇到困难。相反,骨盆轻度狭小,胎儿一般大小,胎位正常,产力良好也可顺利经阴道娩出。因此,不能只从骨盆测量的数值孤立地去估计分娩的难易。

(一)骨盆狭窄的程度

目前有关骨盆狭窄程度的划分尚无统一的划分标准,主要是对骨盆测量的方法和意见不一致。骨盆的测量可以有 3 种方法,即临床测量、X 线测量以及超声测量。为避免 X 线可能对胎儿产生危害,目前多数人不主张用 X 线测量骨盆,至少不应常规应用。超声测量在临床上尚未普及。故临床测量仍然是衡量骨盆大小的主要方法。

骨盆狭窄的程度一般分为 3 级。

Ⅰ级:临界性狭窄,即径线处于临界值(正常与异常值之交界),需谨慎观察此类产妇的产程,但绝大多数病例可自然分娩。

Ⅱ级:相对性狭窄,包括的范围较广,分为轻、中、重度狭窄 3 种,此种病例需经过一定时间的试产后才能决定是否可能由阴道分娩,中度狭窄时经阴道分娩的可能性极小,重度狭窄应以剖宫产结束分娩。

Ⅲ级:绝对性狭窄,无阴道分娩的可能,必须以剖宫产结束分娩。

(二)骨盆狭窄的分类

1.骨盆入口平面狭窄

骨盆入口平面狭窄常见于扁平性骨盆,因骨盆入口前后径狭窄较横径狭窄多见,故按入口前后径长短将骨盆入口平面狭窄分为 3 级:Ⅰ级为临界性狭窄,骶耻外径 18.0 cm,对角径 11.5 cm,入口前后径 10.0 cm,多数可经阴道分娩;Ⅱ级为相对性狭窄,骶耻外径 16.5~17.5 cm,对角径 10.0~11.5 cm,入口前后径 8.5~9.5 cm,需经试产后才能决定是否可以经阴道分娩;Ⅲ级为绝对性狭窄,骶耻外径≤16.0 cm,对角径≤9.5 cm,入口前后径≤8.0 cm,需以剖宫产结束分娩。但对于早产者,胎儿偏小仍不排除有阴道分娩的可能性。根据形态变异分为2 种。

(1)单纯扁平骨盆:入口呈横扁圆形,骶岬向前下凸出,入口横径正常,前后径缩短,骶凹存在。

(2)佝偻病性扁平骨盆:因儿童期维生素 D 供应不足或长期缺乏太阳照射所致,佝偻病骨盆的形成主要是由于患者体重的压力及肌肉韧带对骨盆牵拉的机械作用,其次是骨盆骨骼在发育过程中的病理改变,现已极少见。佝偻病骨盆的主要特征是入口呈横的肾形,骶岬向前突,入口前后径明显缩短,骶凹消失,骶骨下段变直后移,尾骨前翘,坐骨结节外翻使耻骨弓角度及坐骨结节间径增大。

2.中骨盆平面狭窄

主要为男型骨盆及类人猿型骨盆,以坐骨棘间径及中骨盆后矢状径狭窄为主。中骨盆狭窄常表现为横径短小,因而坐骨棘间径(中骨盆横径)甚为重要,但临床上难以测量,只得用米氏菱形窝横径加 1 cm 来估计。中骨盆后矢状径可以坐骨切迹底部宽度估计。中骨盆平面狭窄分为 3 级:Ⅰ级为临界性狭窄,坐骨棘间径10.0 cm,坐骨棘间径加后矢状径 13.5 cm;Ⅱ级为相对性狭窄,坐骨棘间径8.5～9.5 cm,坐骨棘间径加后矢状径 12.0～13.0 cm;Ⅲ级为绝对性狭窄,坐骨棘间径≤8.0 cm,坐骨棘间径加后矢状径≤11.5 cm。

类人猿型骨盆,又称横径狭窄骨盆,以骨盆各平面横径狭窄为主,入口平面呈纵椭圆形,常因中骨盆及出口平面狭窄影响分娩。

严格地讲,中骨盆除前后径可以直接测得外,坐骨棘间径与后矢状径均需X线摄片测量。在无条件进行 X 线测量时,可用以下几项临床检查指标估计中骨盆狭窄以及狭窄程度:①坐骨棘明显突出;②坐骨切迹底部宽度<3 横指(<4.5 cm);③坐骨结节间径(出口面横径)≤7.5 cm。若有以上 2 项情况存在,考虑为中骨盆狭窄。

3.骨盆出口平面狭窄

骨盆出口平面狭窄常与中骨盆平面狭窄伴行,多见于男型骨盆,骨盆侧壁内收及骶骨直下使坐骨切迹<2 横指、耻骨弓角度<90°,呈漏斗型骨盆。骨盆出口的径线以坐骨结节间径与后矢状径的临床意义最大,尤以前者更为重要。若坐骨结节间径较短,耻骨弓角度变锐,出口平面前部可利用面积减少;若后矢状径有足够的长度,可以补偿坐骨结节间径之不足,胎儿仍有可能娩出。但若坐骨结节间径过于短小(≤6.0 cm)时,即使后矢状径再大也无法补偿。对出口平面狭窄的分级,除需测量坐骨结节间径、坐骨结节间径＋后矢状径外,还应参考出口面前后径的大小。出口面前后径为耻骨联合下至骶尾关节之直线距离,也是胎头必须经过的出口。骨盆出口平面狭窄分为 3 级:Ⅰ级为临界性狭窄,坐骨结节间径 7.5 cm,坐骨结节间径加出口后矢状径 15.0 cm,出口平面前后径 10.5 cm;Ⅱ级为相对性狭窄,坐骨结节间径 6.0～7.0 cm,坐骨结节间径加出口后矢状径 12.0～14.0 cm,出口平面前后径 9.0～10.0 cm;Ⅲ级为绝对性狭窄,坐骨结节间径≤5.5 cm,坐骨结节间径加出口后矢状径≤11.0 cm,出口平面前后径≤8.5 cm。

4.骨盆3个平面狭窄

骨盆外形属女型骨盆,3 个平面各径线均比正常值小 2 cm 或更多,称为均小骨盆。此型骨盆各个径线稍小,若胎儿不大,胎位正常,产力强,有时也可经过阴道分娩。但大多数由于全身体格发育不良,往往出现子宫收缩乏力,需手术助产。如胎儿较大或胎头为持续性枕后位或枕横位时,则难产机会更大。故对均小型骨盆的产妇剖宫产指征也不宜掌握过紧。

5.畸形骨盆

畸形骨盆指骨盆丧失正常形态及对称性所致的狭窄,包括跛行及脊柱侧突所致的偏斜骨盆及骨盆骨折或疾病导致的畸形骨盆。

(1)骨盆疾病或损伤。①骨软化症骨盆:维生素 D 缺乏发生于骨骺已闭合的成年人时称骨软化症。因受躯干重量的压力和两侧股骨向内上方的支撑力,以及邻近肌群、韧带的牵拉作用。骨软化症骨盆的主要特征是骨盆发生高度变形,但不成比例;骨盆入口前后径、横径均缩短而呈"凹三角形",中骨盆显著缩小,出口前后径也严重缩小。胎儿完全不能经阴道分娩,即使胎儿已死,由于胎头无法入盆,也不能经阴道行穿颅术,只能行剖宫取胎术。骨软化症骨盆已极为罕见。②骨盆骨折:多发生于车祸或跌伤后。常见有尾骨骨折,可致尾骨尖前翘或骶尾关节融合使骨盆出口前后径明显变短,导致骨盆出口平面狭窄而影响分娩。其他骨折部位可见于双侧耻骨横支、坐骨支及骶骨翼。严重骨盆骨折愈合后可遗留骨盆畸形及明显骨痂形成,妨碍分娩。骨盆骨折愈合后的骨盆摄片很重要,可为今后妊娠能否经阴道分娩提供依据。妊娠后,应仔细做内诊检查明确骨盆有无异常,慎重决定是否试产。③骨盆肿瘤:罕见。骨软骨瘤、骨瘤、软骨肉瘤皆有报道。可见于骨盆后壁近骶髂关节处,肿瘤向盆腔突出,产程中可阻碍胎头下降,造成难产。

(2)脊柱、髋关节或下肢疾病所致的骨盆异常。①脊柱病变性畸形骨盆:脊柱病变多由骨结核引起,可导致两种畸形骨盆。脊柱后凸性骨盆主要是由结核病及佝偻病所引起。脊柱后凸部位不同对骨盆影响也不同,病变位置越低,对骨盆影响越大。若后凸发生在胸椎,则对骨盆无影响;若后凸发生在胸、腰部以下,可引起中骨盆及出口前后径及横径均缩短,形成典型漏斗型骨盆,分娩时可致梗阻性难产。由于脊柱高度变形,压缩胸廓,使胸腔容量减少,增加了对心肺的压力,肺活量仅为正常人的一半,右心室必须增大压力以维持因妊娠而日益增加的肺血流量,以致右心室负荷增加,右心室肥大,因此,脊柱后凸影响心肺功能,孕晚期及分娩时应加强监护,以防发生心衰。若脊柱侧凸累及脊柱胸段以上,则骨盆不受影响;若脊柱侧凸发生在腰椎,则骶骨向对侧偏移,使骨盆偏斜、不对称而影响分娩。②髋关节及下肢病变性骨盆:髋关节炎(多为结核性)、脊髓灰质炎致下肢瘫痪萎缩、膝或踝关节病变等,如在幼年发病可引起跛行,步行时因患肢缩短或疼痛而不能着地,由健肢承担全部体重,结果形成偏斜骨盆。由于患侧功能减退,患侧髂翼与髋骨发育不全或有萎缩性变化,更加重了骨盆偏斜程度。妊娠后,偏斜骨盆对分娩不利。

(三)临床表现

1.骨盆入口平面狭窄的临床表现

(1)胎先露及胎方位异常:骨盆入口平面狭窄时,初产妇腹形多呈尖腹,经产妇呈悬垂腹。狭窄骨盆孕产妇臀先露、肩先露等异常胎位发生率明显高于正常骨盆者,为后者的3倍以上。即使头先露,常见初产妇已临产,胎头迟迟不入盆。检查胎头跨耻征阳性;产程早期胎头常呈不均倾位或仰伸位入盆。若为临界性或相对性骨盆入口平面狭窄、胎儿不大且产力好,经充分试产,后不均倾位胎头后顶骨可紧贴骶凹后移下降,使前顶骨同步后移入盆成为均倾位衔接,可经阴道分娩;否则,胎头受阻于骨盆入口,衔接失败,属绝对性头盆不称,应行剖宫产结束分娩。

(2)产程进展异常:因骨盆入口平面狭窄而致相对性头盆不称时,常见潜伏期及活跃期早期产程延长。经充分试产,一旦胎头衔接则后期产程进展相对顺利。绝对性头盆不称时,常导致宫缩乏力及产程停滞。

(3)其他:因胎头对前羊膜囊压力不均或胎头高浮,使胎膜早破及脐带脱垂等分娩期并发症发病率增高。头盆不称产妇脐带脱垂风险为正常产妇的4~6倍。偶有狭窄骨盆伴有宫缩过强者,因产道梗阻使产妇出现腹痛拒按、排尿困难,甚至尿潴留等症状。检查可见产妇下腹压痛明显、耻骨联合分离、宫颈水肿,甚至出现病理缩复环、肉眼血尿等先兆子宫破裂征象。若未及时处理则可发生子宫破裂。

2.中骨盆平面狭窄的临床表现

(1)胎方位异常:中骨盆狭窄多为男型骨盆及类人猿骨盆,入口平面呈前窄后宽形状,胎头虽能按时衔接,但易出现枕后位衔接。当胎头下降至中骨盆平面时,由于中骨盆横径狭窄致使胎头内旋转受阻,易出现持续性枕后(横)位。在第一产程产妇常过早出现排便感,应及时行阴道检查,以发现并纠正此种胎方位,并充分预测头盆相称程度。

(2)产程进展异常:胎头多于宫口近开全时完成内旋转,因此持续性枕后(横)位可使减速期及第二产程延长,尤其多导致第二产程延长及胎头下降延缓与停滞。

(3)其他:中骨盆狭窄易致继发性宫缩乏力,使胎头滞留产道过久,压迫尿道与直肠,易发生产时、产后排尿困难,严重者可发生尿瘘或粪瘘。胎头强行通过中骨盆以及手术助产矫正胎方位等均使胎头变形、颅骨重叠幅度增大,易发生胎儿颅内出血、头皮血肿等。中骨盆严重狭窄、宫缩又较强,同样可发生子宫破裂。

3.骨盆出口平面狭窄的临床表现

骨盆出口平面狭窄常与中骨盆平面狭窄并存。若为单纯骨盆出口平面狭窄,第一产程进展顺利,而胎头达盆底后受阻,导致继发性宫缩乏力及第二产程停滞,胎头双顶径不能通过骨盆出口。

(四)骨盆狭窄的诊断

1.病史

询问孕妇有无佝偻病、骨质软化症、小儿麻痹症、脊柱及髋关节结核、严重的胸廓或脊柱变形、骨盆骨折史,如为经产妇,应了解既往分娩史,有无难产史及其发生原因,新生儿有无产伤等。

2.全身检查

注意身高、脊柱及下肢残疾情况以及米氏菱形窝是否对称等。身高<145 cm的产妇,患骨盆均小型狭窄的可能性较大。体格粗壮,颈部较短,骨骼有男性化倾向者,不但因其骨质偏厚影响骨盆腔大小,也易伴有漏斗型狭窄。米氏菱形窝对称但过扁者易合并扁平骨盆、过窄者易合并中骨盆狭窄,两侧髂后上棘对称突出且狭窄者往往是类人猿型骨盆特征,米氏菱形窝不对称、一侧髂后上棘突出者则偏斜骨盆可能性大。双下肢不等长,可导致骨盆畸形,故应仔细检查有无影响骨盆形态的下肢或脊柱疾病,有无佝偻病或骨盆骨折的后遗症等。

3.腹部检查

初产妇呈尖腹、经产妇呈悬垂腹者,往往提示可能有骨盆入口狭窄。对腹形正常者通过尺测子宫高度、腹围,B超测量胎头双顶径等检查充分预测胎儿大小,并查清胎位,临产后还应充分估计头盆关系,需行胎头跨耻征检查。方法:产妇排尿后仰卧,两腿伸直,检查者一手放在耻骨联合上方,另一手向骨盆腔方向推压胎头,如胎头低于耻骨联合平面,称胎头跨耻征阴性,表示头盆相称;若胎头与耻骨联合在同一平面,称胎头跨耻征可疑阳性,表示头盆不称;若胎头高于耻骨联合平面,称胎头跨耻征阳性,表示头盆不称(图 4-1)。头盆不称提示有骨盆相对性或绝对性狭窄可能,但头盆是否相称还与骨盆倾斜度和胎方位相关,不能单凭一次检查轻易做出临床诊断,必要时可动态观察并参考产程进展等做出最终诊断。

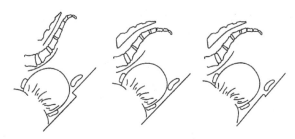

图 4-1　检查头盆相称程度

4.骨盆测量

除测量髂棘间径、髂嵴间径、骶耻外径和坐骨结节间径外,还应注意检查耻骨弓角度、对角径、坐骨切迹宽度、坐骨棘内突程度、骶凹曲度及骶尾关节活动度等,以确定骨盆各平面的狭窄程度。

(1)骨盆外测量:由于受骨盆的骨质厚薄及内展、外翻等生理因素等影响,骨盆外测量并不能真实反映产道大小,故有研究者主张淘汰不用。但多数研究者认为骨盆外测量方法简单易行,可初步了解骨盆大小,仍可供临床诊断和处理参考。骶耻外径<18 cm,提示入口平面前后径狭窄,往往为扁平骨盆。坐骨结节间径<7.5 cm,提示出口横径狭窄,往往伴中骨盆狭窄。坐骨结节间径+后矢状径<15 cm或耻骨弓角度呈锐角且耻骨弓低者,应考虑出口横径狭窄,为漏斗形骨盆,往往伴中骨盆狭窄。米氏菱形窝不对称,各边不等长者,可能为偏斜骨盆。骨盆外测量各径线均小于正常值2 cm或更多者,提示为均小骨盆狭窄。

骨盆外测量时,应该注意:①测量髂前上棘间径和髂棘间径时测量器两端应置于解剖点的外缘,以免测量器滑动产生误差。②测量骶耻外径时,测量器的一端应在耻骨联合前方尽量靠近阴蒂根部,避免滑入耻骨联合上缘内产生误差。③骨质厚薄对于外测量径线的可靠性有直接影响。若外测量为同一数值,骨质薄的较骨质厚的妇女其骨盆内腔要大些。用带尺围绕右尺骨茎突及桡骨茎突测出前臂下段周径(简称手腕围),可作为骨质厚薄的指数。我国妇女平均指数为14 cm,>14 cm者骨质偏厚,<14 cm者骨质偏薄。当手腕围为14 cm时,骨盆入口前后径=骶耻外径-8cm,手腕围每增加1 cm骶耻外径要多减0.5 cm,手腕围每减少1 cm骶耻外径要少减0.5 cm。④骨盆出口径线的测量不受骨质厚薄的影响,测量时两手大拇指内面应紧贴耻骨坐骨支的内面,由上而下寻找坐骨结节,一过坐骨结节两大拇指内面即无法停留在耻骨坐骨支内面。因此,两手大拇指最后能停留处即为坐骨结节间径测量处。坐骨结节间径不但表明了骨盆出口横径的长度,也可间接了解中骨盆横径大小。

(2)骨盆其他外部检查:米氏菱形窝的纵径正常为 10.5 cm,若超过此值,表示骨盆后部过深;横径正常为 9.4 cm,若短于此值表示中骨盆横径可能缩短。米氏菱形窝上三角高正常值应为 4～5 cm,≤3 cm 者则骨盆入口面形态偏扁(前后径缩短),若上三角消失,则为严重的佝偻病(图 4-2)。

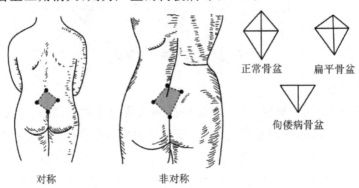

图 4-2 米氏菱形窝及其形态

凡孕产妇有以下表现者要怀疑骨盆倾斜度过大:①孕产妇腹壁松弛,子宫向前倾斜呈悬垂腹,多发生于经产妇,现已少见。②背部腰骶椎交界处向内深陷,骶骨上翘。③腹部检查胎头有可疑骑跨现象,即胎头虽高于耻骨联合水平,但以手按压可将其推至耻骨联合水平,如以手按压可将其推至耻骨联合水平以下,这并不表示头盆不称,而因骨盆倾斜度过大时,胎头不能适应骨盆入口面的方向所造成。④耻骨联合低,产妇平卧时,耻骨联合下缘接近产床平面,检查者常怀疑耻骨联合过长,实则是由于骨盆倾斜度过大所造成。

(3)骨盆内测量:骨盆外测量时如怀疑有骨盆狭窄,应在妊娠晚期或临产后进行骨盆内测量。内测量须经消毒外阴及阴道后戴无菌手套经阴道检查进行测量。

对角径:是从耻骨联合下缘到骶岬的距离,正常值为 12.5～13.0 cm。对角径减去 1.5 cm 即等于骨盆入口面前后径,即真结合径。对角径<11.5 cm,而且骶岬突出者为扁平骨盆。

坐骨棘间径:又称中骨盆横径,此径不易测量,可采用以下方法。①用德利中骨盆测量器测量,但因此器末端难以固定,故不易检查准确;②有人提出在内诊时手指触及一侧坐骨棘后向另一侧横扫,以手指数估计其长度,但也不够准确。

无法确切了解坐骨棘间径时可采取临床估计方法。①可考虑以髂后上棘间径即米氏菱形窝横径,加 1 cm 作为坐骨棘间径;②更简便的方法是将坐骨棘突出程度划分为 3 级以表示坐骨棘之长短：Ⅰ级——坐骨棘较平坦，相对坐骨棘间径较长；Ⅱ级——坐骨棘中等突出，坐骨棘间径也为中等长度；Ⅲ级——坐骨棘尖锐突出，坐骨棘间径短小；③参考坐骨结节间径长度。

中骨盆前后径：先确定骶尾关节，然后用内诊指尖循此关节向上，越过骶骨第 5 节约 1 cm，此处即第 4 与第 5 骶椎交界处为测量的后据点，前据点仍为耻骨联合下缘。中骨盆前后径平均值为12.2 cm。

中骨盆后矢状径：此径无法直接测量，但可以坐骨切迹底部宽度代表，能容 3 横指为正常；若≤2 横指表示中骨盆后矢状径明显缩短。

耻骨联合后角：此角应＞156°，检查时如感觉耻骨联合后角较宽大表示女型骨盆，如较小则为猿型或男型骨盆。

5.胎位及产程动态监测

初产妇临产后胎头尚未衔接或呈臀先露、肩先露等异常胎先露，或头先露呈不均倾位衔接，或胎头内旋转受阻以及产力、胎位异常而产程进展缓慢时，均提示有骨盆狭窄可能，应根据头盆相称程度确定是否可经阴道试产。

(五)对产程及母儿的影响

1.对产程的影响

狭窄骨盆可使产程延长及停滞。骨盆入口狭窄可使潜伏期及活跃期均延长或停滞；中骨盆狭窄可使胎头下降延缓、胎头下降停滞、活跃期及第二产程延长；骨盆出口狭窄可使第二产程延长及胎头下降停滞。

2.对产妇的影响

骨盆入口狭窄使异常胎先露发生率增加；中骨盆狭窄易致胎方位异常。胎先露部下降受阻多导致继发性宫缩乏力，产程延长，使手术产及产后出血增多；产道受压过久，可形成尿瘘、粪瘘；个别情况下伴宫缩过强形成病理性缩复环，可致子宫破裂；因滞产行阴道检查次数增多，产褥感染机会增加。

3.对胎儿的影响

骨盆入口狭窄使胎头高浮或胎膜早破，使脐带先露及脐带脱垂机会增多，容易发生胎儿窘迫及胎儿死亡；胎头内旋转及下降受阻，在产道受压过久，或强行通过狭窄产道或手术助产，均能使胎头变形、颅骨重叠而引起硬脑膜甚至大脑镰、小脑幕等撕裂，导致颅内出血及其他新生儿产伤、感染等疾病。

(六)骨盆狭窄的分娩处理

骨盆重度狭窄较少见。临床上遇到的骨产道异常多为骨盆轻度狭窄，但常是导致难产和滞产的重要原因之一。

单一径线的狭小不一定影响分娩,故应对整个骨盆的大小和形态做全面的衡量,才能做出比较正确的估计。胎儿能否自然分娩,与产力、胎方位、胎头的大小及可塑性、软组织的阻力及诊断和处理是否及时、正确等均有密切关系。

1.骨盆入口平面狭窄的处理

(1)骶耻外径 16.5～17.5 cm、骨盆入口前后径 8.5～9.5 cm、胎头跨耻征可疑阳性,均属相对性骨盆入口狭窄。若产妇一般状况和产力良好,足月胎儿体重＜3 000 g,胎位、胎心正常时,应给予阴道试产机会。当破膜后宫颈扩张≥6 cm后,试产时间以 4～6 小时为宜。产程仍无进展或出现胎儿窘迫征象时,应及时行剖宫产术。

(2)骶耻外径≤16.0 cm、骨盆入口前后径≤8.0 cm、胎头跨耻征阳性,均属绝对骨盆入口狭窄,足月活胎应行剖宫产术。

2.中骨盆狭窄的处理

在分娩过程中,胎头在中骨盆平面完成俯屈及内旋转动作,中骨盆狭窄将影响胎头在骨盆腔的内旋转,因而是形成持续性枕横位或枕后位的主要原因。此时,胎头不能很好地俯屈以致通过骨盆的径线增大。如宫颈开全初产妇已 2 小时,经产妇已 1 小时以上,可徒手将胎头转成枕前位,以缩短胎头通过骨盆的径线,同时加强产力,以利于自然分娩,但多数需用产钳或胎头吸引器助产。如产程无明显进展,胎头双顶径仍然停留在坐骨棘水平以上,或出现胎儿窘迫时,即应行剖宫产术。

3.骨盆出口平面狭窄的处理

骨盆出口是骨产道的最低部位,如怀疑有出口狭窄,应于临产前对胎儿大小、头盆关系,仔细地做出估计,决定能否经阴道分娩。当出口横径狭窄时,耻骨弓下三角空隙不能利用,先露可向后移,利用后三角空隙娩出。临床上常用出口横径与后矢状径之和来估计出口大小。如两者之和＞15 cm 时,多数胎儿可经阴道分娩;两者之和＜15 cm 时,足月胎儿一般不能经阴道娩出,应行剖宫产术。可通过肛检了解骨盆后半部(图 4-3)。

4.骨盆 3 个平面均狭窄的处理

在胎儿小、产力好、胎位及胎心正常的情况下可试产,通常可通过胎头变形和极度俯屈,以胎头最小径线通过骨盆腔,可能经阴道分娩;若胎儿较大,合并头盆不称以及出现胎儿窘迫征象时,均应行剖宫产术。

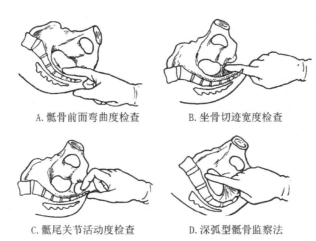

A.骶骨前面弯曲度检查　　　　B.坐骨切迹宽度检查

C.骶尾关节活动度检查　　　　D.深弧型骶骨监察法

图 4-3　肛查了解骨盆后半部的手法

5.畸形骨盆的处理

应根据畸形骨盆的种类、狭窄程度、胎儿大小及产力等情况具体分析。畸形严重、头盆明显不称者,应及时行剖宫产术。

二、软产道异常

软产道由子宫下段、宫颈、阴道及骨盆底软组织构成。软产道异常同样可致异常分娩,但少见,因而易被忽略,造成漏诊。故应于妊娠早期行常规阴道检查,孕期有阴道出血时也应做阴道检查,以了解生殖道及盆腔有无异常。软产道异常可由先天发育异常及后天疾病因素引起,主要包括以下几个方面。

(一)外阴异常

1.会阴坚韧

会阴坚韧多见于初产妇,尤以 35 岁以上的高龄产妇多见。由于会阴组织坚韧,缺乏弹性,使阴道口小,会阴伸展性差,在第二产程中常使胎先露部下降受阻,且可于胎头娩出时造成会阴严重裂伤,分娩时应做预防性会阴侧切。

2.外阴水肿

重度子痫前期、重度贫血、心脏病及慢性肾脏疾病的孕妇,在有全身性水肿的同时,可有重度外阴水肿。处理时,在临产前可局部应用 50% 硫酸镁湿热敷,一日多次;临产后仍有显著水肿者,可在严格消毒下用针进行多点穿刺皮肤放液;分娩时可行会阴侧切术;产后应加强局部护理,严防感染。

3.外阴感染或肿瘤

靠近会阴的炎性包块或其他肿块,若体积较大,可妨碍正常分娩,如广泛的外阴尖锐湿疣即可妨碍分娩,且常发生裂伤、血肿及感染。分娩时遇有此种情况应行剖宫产为宜。

4.外阴瘢痕

外伤或炎症后遗的瘢痕牵缩,可使外阴及阴道口狭小影响先露部的下降;如瘢痕范围不大,分娩时可做适度的会阴侧切,若范围较大,分娩时容易撕裂,阴道分娩困难,可行剖宫产。

(二)阴道异常

1.阴道闭锁

阴道完全闭锁多因先天性发育畸形所致,患者的子宫亦常发育不全,故即使采用手术矫正阴道,受孕的机会也极小。阴道不完全闭锁往往是由于产伤、腐蚀药、手术或感染而形成的瘢痕牵缩狭窄,其中央仅留小孔,闭锁位置低可影响性生活。在非妊娠期诊断此种情况可用一个手指置入肛门直肠中,另一手将探针探入阴道狭窄处,两者互相配合,以探明狭窄的深度、广度或闭锁的情况,必要时可用40%碘化油10~20 mL注入阴道内行造影术,以了解病变情况。

在妊娠期,基底部<0.5 cm厚的瘢痕可随妊娠的进展而充血软化。若仅有轻度环形或半环形狭窄,临产后先露部对环状瘢痕有持续性扩张作用,常能克服此种障碍,完成分娩;若闭锁位置较低,可根据情况做单侧或双侧预防性会阴侧切,以防严重的会阴裂伤。瘢痕广、部位高者不宜经阴道分娩,以剖宫产为宜。

2.先天性阴道隔

可因其发生的来源不同而分为阴道纵隔和阴道横隔两种。

(1)阴道纵隔又分为完全纵隔和不完全纵隔。阴道纵隔常伴有双子宫及双宫颈畸形。伴有双宫颈者,纵隔被推向对侧,分娩多无阻碍;伴有单宫颈者,如发现胎先露部下降时为纵隔所阻,可将其剪断,待胎儿娩出后再切除剩余的纵隔,用肠线锁边或间断缝合残端。

(2)阴道横隔多位于阴道上、中段,系因两侧副中肾管会合后的最尾端与尿生殖窦相接部未贯通或仅部分贯通所致。完全性横隔不可能受孕。不完全性横隔易被误认为子宫颈外口,如仔细检查可发现阴道较短且看不到阴道穹隆。另在小孔上方可触及宫颈。临产后,做肛检可误将横隔之孔作为扩张停滞的宫口,仔细阴道检查可发现这种情况。若横隔厚直接阻碍胎先露部下降使产程停滞,需行剖宫产分娩;若横隔随胎先露部下降被进一步撑薄,通过横隔孔查及逐渐开大的宫口,在确认为横隔后,可在直视下以小孔为中心将横隔以"X"形切开,待胎儿、胎盘娩出后再将切缘用可吸收线间断或连续锁边缝合残端。

3.阴道囊肿和肿瘤

较小的阴道壁囊肿可以移到先露部的后方,不妨碍分娩的进行,阴道壁囊肿较大时可阻碍胎先露部下降,此时,可行囊肿穿刺吸出内容物,产后再选择时机进行处理。妊娠合并阴道肿瘤罕见,阴道内的肿瘤阻碍胎先露部下降而又不能经阴道切除者或阴道癌患者均应行剖宫产术,原有病变于产后再行处理。

4.肛提肌痉挛

肛提肌痉挛可使胎头下降受阻。在阴道检查时未发现有器质性病变,而阴道有狭窄环时,可用硬膜外麻醉解除痉挛。

(三)子宫颈异常

1.宫颈坚韧

宫颈坚韧多见于高龄初产妇,因组织缺乏弹性或因情绪紧张发生宫颈痉挛性收缩而不扩张,此时可予以地西泮 10 mg 静脉推注或肌内注射哌替啶 100 mg,或于宫颈局部注射阿托品 0.5 mg,或用 1‰普鲁卡因 1～2 mL 宫颈封闭,进行短期观察,如宫颈仍不扩张,应行剖宫产术。

2.宫颈瘢痕

宫颈深部电灼、电熨、锥切及粗暴的宫颈扩张等术后,宫颈裂伤修补术后及感染所致的子宫颈瘢痕,一般在妊娠后可以软化,多不影响分娩。但若宫缩强而宫颈扩张停滞,阴道检查又未发现产道其他异常者,如有可疑病史,可考虑为子宫颈瘢痕所致的难产,宜早行剖宫产术。

3.宫颈水肿

胎头位置不正,产妇过早屏气或宫缩不协调,而产程延长时,由于宫颈组织受压、血液回流受阻可引起宫颈水肿。阴道检查时发现宫颈变厚且硬。处理时可于宫颈两侧各注射 1‰普鲁卡因 10 mL 或予以地西泮 10 mg 静脉推注,嘱产妇勿在宫颈开全前屏气,短期观察 2～3 小时,若宫颈扩张仍停滞则可能有头盆不称或宫颈坚韧,宜尽快行剖宫产术。如宫颈已近开全,先露已达＋2 以下时,只有宫颈前唇水肿,可在消毒后用手轻轻将水肿的前唇在宫缩时向胎头上方推移,使宫颈前唇越过胎头,常可使胎儿顺利分娩。推宫颈前唇时绝不可用暴力,否则易造成宫颈裂伤出血。

4.宫颈癌

妊娠合并子宫颈癌时,因癌肿硬而脆,影响宫颈扩张,若经阴道分娩可能发生大出血、裂伤、感染及癌扩散,故应行剖宫产术。若为早期浸润癌可先行剖宫产术,随即行宫颈癌根治术,或术后放疗。

(四)子宫异常

1.子宫肌瘤

子宫肌瘤对分娩的影响主要与其大小、生长部位及类型有关。随妊娠月份增大,肌瘤也增大,肌壁间的肌瘤在临产后可使子宫收缩乏力,产程延长。生长在子宫下段及子宫颈壁层内肌瘤或嵌顿于盆腔内的浆膜下肌瘤皆可能阻碍分娩。另外造成胎位异常(横位、臀先露)的情况也常见。肌瘤在孕期及产褥期可发生红色退行性变,局部出现疼痛和压痛,并伴低热,白细胞计数中度升高。黏膜下肌瘤可妨碍受精卵着床,引起流产或影响胎盘功能,即使妊娠至足月,亦常因肌瘤脱垂于阴道而继发感染。位于子宫后壁且位置较低者影响更大。在处理时根据胎头与肌瘤的位置关系做出判断,如果肌瘤在骨盆入口以上而胎头已入盆,一般不发生分娩梗阻。如肌瘤位于先露部以下,且先露部未入盆,则阴道分娩有困难,应行剖宫产术。

2.瘢痕子宫

近年初产妇剖宫产率升高,使子宫下段的手术瘢痕者增多。瘢痕子宫再孕分娩时有瘢痕破裂的危险,故重复剖宫产相应增加。但并非所有曾行剖宫产的妇女再孕后均须行剖宫产术,需视前次剖宫产术式、指征、术后有无感染、术后再孕间隔时间、既往剖宫产次数以及本次妊娠临产后产力、产道、胎儿相互适应情况等综合分析决定。若前次剖宫产切口为下段横切口,再孕后阴道试产成功率高;但若前次术式为子宫上段纵切口则不宜试产,因子宫上段纵切口处于临产后主动收缩部分,试产时易破裂。另外,瘢痕子宫破裂时多无子宫破裂先兆症状,仅约10%的瘢痕破裂时伴有疼痛及出血,多为无症状破裂或仅在再次剖宫产时见前次瘢痕已分离。对前次剖宫产次数≥2次者亦不宜试产。若产前或试产过程中发现子宫破裂征象,应立即行剖宫产同时修复子宫破口,必要时需切除子宫以止血或消除感染灶,术中必须探查膀胱有无损伤。

曾做过肌瘤剔除术后的子宫,有可能在分娩时发生瘢痕破裂。若因巨大子宫肌瘤行剔除术时穿透子宫黏膜者应做剖宫产术,并应警惕瘢痕妨碍子宫收缩引起产后出血。既往肌壁间子宫肌瘤切除术,在连续的产时胎儿监测、早期进行产科麻醉及必要时有能力行紧急剖宫产的条件下进行阴道试产。

3.子宫畸形

子宫畸形合并妊娠者并不少见,常见的子宫畸形类型有以下几种。

(1)双子宫畸形:双子宫的一侧子宫妊娠时,另一侧未孕的子宫亦稍增大,但一般不致造成难产,但若未孕子宫确已阻塞产道时,则需行剖宫产。双子宫同时妊娠而发生双胎导致难产者极罕见。此外,由于子宫形状狭长,易发生臀先露。分娩时可因子宫发育不良而出现宫缩乏力,产程延长。

(2)双角子宫、子宫纵隔畸形:双角子宫或纵隔子宫妊娠者较多见。在临床上很难区别这两种畸形,即使在非孕时做子宫碘油造影也有可能误诊。检查时,双角子宫的宫底呈马鞍形,两角较凸起;而纵隔子宫宫底部外形正常。两者均可因宫腔形状异常而导致胎产式及胎位异常,以及因子宫发育不良而发生原发性子宫收缩乏力。临产后如能采取措施加强产力,多可经阴道分娩。若有胎产式或胎位不正,应根据产妇年龄、产次、骨盆情况及胎儿大小等决定分娩方式。凡产前疑为双角子宫者产后应做宫腔探查以明确诊断。附着于子宫纵隔处的胎盘部分常不易自然剥离,需行人工剥离,且易残留宫内引起产后出血。

(3)发育不全的残角子宫妊娠:此类患者往往在早、中孕时发生子宫破裂,需与输卵管间质部妊娠相鉴别。人工流产时如在宫腔内未见有孕产物而子宫继续增大时,应考虑本病并行剖腹探查。足月或近足月的残角子宫妊娠极少见。剖腹探查时应将发育不良的子宫切除。

4.子宫变位

(1)妊娠子宫过度前屈:腹壁松弛、脊柱后凸、身高不足及骨盆倾斜度过大等可使子宫过度前倾,称为悬垂腹。由于轴向异常,可妨碍胎头衔接,使分娩发生困难。在妊娠期可用腹带包裹腹部纠正轴向,临产后用脚架将腿部抬高或产妇置于半卧位,纠正轴向,有利于胎先露通过骨盆。

(2)妊娠子宫后屈:后屈子宫达孕 3 个月后多能自动纠正位置,持续后屈的子宫有可能引起流产。在极个别情况下,后屈嵌顿或宫底与盆底粘连的子宫可继续妊娠,此时,宫颈外口在耻骨联合以上,子宫前后壁为适应胎儿生长而向腹腔伸长(袋形化),且常伴发尿潴留性尿失禁。此种妊娠被忽略而达到足月时,临产后,子宫收缩力的轴向虽能作用于胎儿,但不能使先露部进入宫颈,如不及时诊断并行剖宫产,可能发生子宫破裂。对有排尿困难史,临产后做阴道检查发现宫颈上移至胎先露之前上方者,可诊断为子宫后屈嵌顿,立即行剖宫产,同时行子宫复位术,并将圆韧带及宫骶韧带缩短。

(3)子宫脱垂:子宫Ⅱ度脱垂或Ⅲ度脱垂,尤其伴宫颈延长者,在妊娠后宫颈充血、水肿加重,并可因摩擦导致溃疡和继发感染。妊娠 3 个月后,由于子宫体积增大,子宫上升进入腹腔,子宫脱垂的程度可减轻。妊娠期罕见有子宫完全脱垂者,至足月妊娠时则子宫不可能全部脱于阴道外,亦不致引起难产;若宫颈过度肥大、水肿,以致临产后宫颈扩张停滞时则需行剖宫产。

(五)卵巢肿瘤

妊娠伴发卵巢肿瘤多数为良性肿瘤,恶性肿瘤仅占 2%,良性肿瘤又以囊性畸胎瘤及黏液性囊腺瘤多见,各占 1/4。最常见的并发症是蒂扭转,扭转后又可因肿瘤坏死而发生破裂。肿瘤可以是囊性或实质性,无论是哪一种,凡位于盆腔内的较大肿瘤,皆可能使分娩发生梗阻,甚至导致子宫或囊肿破裂。怀疑有卵巢肿瘤存在时,应做阴道及超声检查才能确诊。良性肿瘤确诊后根据患者情况进行随诊观察或择期手术,可于孕 4 个月或产后行卵巢肿瘤剥除术。若疑为恶性肿瘤,确诊后立即手术,手术范围同非妊娠期;若于妊娠晚期发现恶性肿瘤,胎儿已初具生存能力,可在保全母亲安全的条件下,支持数周以期得到活婴;若临产时发现卵巢肿瘤位于骨盆入口阻碍胎先露部衔接者,应行剖宫产术同时切除肿瘤。

(六)盆、腹腔中其他器官病变

由于盆、腹腔中其他器官病变所造成的难产甚为罕见,术前诊断较困难,但一旦发现,必须行剖宫产。肾、脾等实质性器官可以游走盆腔内,影响分娩。其他如骶骨肿瘤、腹膜后肿瘤、盆腔包虫囊肿、直肠癌、膀胱巨大结石均可导致难产。疑为异位肾时可做静脉肾盂造影、B 超检查以协助诊断。若有尿频、尿急、尿痛等症状,尿常规检查有红、白细胞,双合诊时则应想到膀胱内巨大结石可能,可用金属导尿管插入膀胱试探,如有撞击石头的感觉,即可证实。在膀胱充盈时做 B 超检查,对结石的诊断有很大帮助。若有便血、腹泻史,肛检发现直肠内有硬块,应行钡灌肠、直肠镜检并做活体组织学检查以决定是否是直肠癌或其他病变。如因盆腔包块阻碍分娩而行剖宫产时,应仔细辨明包块的性质,决不可将异位肾切除。对其他病变应根据包块物的性质而决定是否行剖宫产,术时将其切除或术后再进一步处理。一般良性肿瘤应于剖宫产时一并切除,恶性者应按恶性肿瘤尽量切除全部肿瘤、子宫和双侧附件。如当时不能切除或虽然切除但不彻底,可待以后再择机进行处理。

第三节 胎位异常

一、面先露

胎头呈极度仰伸,枕骨与背部接触,以面部为先露时,称为面先露,以颏骨为指示点。发生率为 $0.08\% \sim 0.27\%$,多见于经产妇。

(一)病因

引起面先露的原因是多方面的,任何有利于胎头仰伸或妨碍胎头俯屈的因素都可能促成面先露。

1.骨盆狭窄或胎儿巨大

临产后胎头衔接受阻,仰伸为面先露的可能性增大。

2.经产妇

悬垂腹是发生面先露的另一因素。胎背向前或与枕骨成同一方向,于是胎儿颈椎与胸椎仰伸,形成颜面位。

3.其他

无脑儿、胎儿甲状腺肿大、脐带绕颈、前置胎盘、羊水过多等均可促使胎头以仰伸姿势嵌入骨盆入口发生面先露。

(二)临床表现及诊断

1.临床表现及腹部检查

临产后胎头浮动不能入盆。胎儿颜面部先露不能紧贴子宫下段及宫颈内口,常引起宫缩乏力,加之颜面部径线增大、骨质不能变形,致使潜伏期延长、头盆不称、活跃期停滞,导致梗阻性难产、软产道裂伤,甚至子宫破裂。

胎头受压过久,可引起胎儿窘迫、颅内出血、新生儿窒息。胎儿面部受压变形,颜面皮肤淤血青紫、肿胀,尤以口唇为著,影响吸吮,严重时可发生喉头水肿影响吞咽及呼吸。新生儿于生后保持仰伸姿势可达数天之久。

2.阴道检查

胎先露不似圆而硬的胎头顶枕骨;宫口开大后可触及高低不平、软硬不均的胎儿颜面部特征,如口、鼻、颧骨及眼眶。依据胎儿口腔及颏部所在部位确定胎方位。

3.超声检查

能探及过度仰伸的胎头,明确胎头枕部及眼眶位置,鉴别臀先露,确诊面先露并确定胎方位。

(三)处理

颏前位若无头盆不称,产力良好,有可能经阴道自然分娩。颏后位不能经阴道自然娩出。为避免面先露阴道分娩对母胎的危害,一经确诊应行剖宫产术。若胎儿畸形,无论颏前位或颏后位,均应在宫口开全后行穿颅术结束分娩。

面先露于临产后发生,临产后出现胎头浮动不能入盆、潜伏期延长、头盆不称、活跃期停滞等表现,应及时做阴道检查和超声检查,争取尽早做出诊断。忽略性面先露,颏前位若无头盆不称,产力良好,有可能经阴道自然分娩,但产程明显延长,胎儿颜面部受压变形损害较重。在骨盆入口平面很少发生面先露,通常是胎头以额先露下降入盆受阻进一步仰伸而形成面先露。其可能分娩机制包括仰伸、下降、内旋转、俯屈、复位及外旋转。

颏前位时,胎头以仰伸姿势衔接、下降;胎儿面部达骨盆底时,胎头极度仰伸,颏部为最低点,向前方转 45°,胎头继续下降并极度仰伸,颏部位于最低转向前方;当颏部自耻骨弓下娩出后,极度仰伸的胎颈前面处于产道小弯(耻骨联合);胎头俯屈时,胎头后部适应产道大弯(骶骨凹),使口、鼻、眼、额、前囟及枕部自会阴前缘相继娩出,胎头娩出后进行复位及外旋转,胎肩及胎体相继娩出。

面先露颏下前囟径明显大于枕下前囟径,且颜面部骨质变形能力不如颅骨,因此,面先露内旋转阻力大,颏后位内旋转 135°成颏前位的可能性小,多为持续性颏后位下降。颏后位胎儿面部达骨盆底后,极度伸展的胎颈不能适应产道大弯,极度仰伸的胎头大部分嵌顿于耻骨联合不能通过产道小弯,成为梗阻性难产。故足月活胎不能经阴道自然娩出。

二、臀先露

臀先露是最常见的异常胎位,占妊娠足月分娩总数的 3%～4%。臀先露的胎儿位于母体纵轴上,胎头在宫底部,先露部为胎儿的臀、足或膝。分娩时易发生后出胎头困难、脐带脱垂等,从而增加围生儿死亡率。

(一)病因

易发生臀先露的原因:①孕龄小,羊水相对多;②宫腔形态的改变,如双子宫等各种类型的畸形子宫、较大的子宫肌瘤;③羊水过多、多胎妊娠、腹壁松弛,胎儿在宫腔中自由活动加大;④前置胎盘、骨盆狭窄影响胎头入盆;⑤胎儿畸形,如脑积水和无脑儿。

(二)临床表现

孕妇常感肋下有圆而硬的胎头。由于胎臀不能紧贴子宫下段及宫颈,常导致子宫收缩乏力,宫颈扩张缓慢,致使产程延长。

根据胎儿两下肢所取的姿势不同,分为 3 类。

1.单臀先露

胎儿双髋关节屈曲,双膝关节直伸,以臀部为先露,又称腿直臀先露,此类最多见。

2.完全臀先露

胎儿双髋关节及膝关节均屈曲,犹如盘膝坐,以臀部和双足为先露,又称混合先露,较多见。

3.不完全臀先露

以一足或双足、一膝或双膝或一足一膝为先露,膝先露是暂时的,产程开始后转为足先露,此类较少见。

(三)诊断

1.腹部检查

子宫呈纵椭圆形,胎体纵轴与母体纵轴一致。在宫底部可触到圆而硬、按压有时有浮球感的胎头。在耻骨联合上方可触到不规则、软而宽的胎臀,胎心听诊位置较高,在脐左(或右)上方听得最清楚。

2.阴道检查

可触及软而不规则的胎臀、足或膝。宫口扩张 2 cm 以上且胎膜已破时,可直接触到胎臀、外生殖器及肛门。同时应注意发现有无脐带脱垂。

(1)臀先露与颜面的鉴别:①肛门与两坐骨结节呈一直线,而口与两颧骨呈一等边三角形。②手指放入肛门时有环状括约肌的收缩感,指尖上有胎粪。③手指放入口内可触及齿龈、下颌骨,有吸吮动作。

(2)胎足与胎手的鉴别:①胎足趾短而平齐,拇指特别粗,且有足跟。②胎手指长,拇指与其余四指粗细相近,指端不平齐。

3.B超检查

(1)诊断胎头有无仰伸即望星式。胎头过度仰伸使胎头入盆的径线增加而下降受阻。经阴道分娩可致胎儿损伤,包括颈椎脱位和脊髓横断。

(2)测量双顶径、胸腹围及股骨长度估计胎儿大小。

(3)了解胎儿是否有畸形。

(4)确定臀位类型。

(5)是否存在脐带先露。

(四)处理

1.妊娠期

妊娠 30 周前,臀先露多能自行转为头先露。若妊娠 30 周后仍为臀先露可予矫正。既往矫正方法有胸膝卧位、激光照射、艾灸至阴穴和外倒转术。但前两者缺乏明确的循证证据,唯有外倒转术得到循证研究的肯定。

(1)外倒转术的效果:受过训练的施术者实施外倒转术的成功率约为50%,但存在个体差异。

(2)外倒转术的时机:国内认为于妊娠32~34周时,可行外倒转术,因有发生胎盘早剥、脐带缠绕等严重并发症的可能,故应用时要慎重。

(3)外倒转术的步骤:①术前半小时口服利托君10 mg。②行外倒转术时,最好在B超监测下进行。③孕妇平卧,露出腹壁。查清胎位,听胎心率。④松动胎先露部,两手插入先露部下方向上提拉,使之松动。⑤转胎,两手把握胎儿两端,一手将胎头沿胎儿腹侧轻轻向骨盆入口推移,另一只手将胎臀上推,与推胎头动作配合,直至转为头先露。动作应轻柔,间断进行。若术中或术后发现胎动频繁而剧烈、胎心率异常,应停止转动并退回原胎位并观察半小时。

2.分娩期

应根据孕妇年龄、身体条件、孕周大小、胎产次、胎儿大小、胎儿是否存活、臀先露姿势、孕妇本人及家属意愿等决定分娩方式。

(1)剖宫产指征:胎儿体重≥3 500 g或B超检查胎儿双顶径>9.5 cm;骨盆狭窄或有头盆不称者;软产道异常;B超提示胎头仰伸位;脐带先露、足先露或膝先露;胎膜早破;胎儿窘迫;高龄初产;瘢痕子宫;既往有难产史或新生儿产伤史、妊娠并发症等。

(2)阴道分娩条件:孕龄≥36周,单臀先露,胎儿体重为2 500~3 500 g;无胎头仰伸;骨盆大小正常;无其他剖宫产指征。

臀先露经阴道分娩对胎儿损伤较大,可适当放宽剖宫产指征。如遇入院时即宫口开全等急症情况下,可经阴道试产。

三、胎头高直位

当胎头矢状缝位于骨盆入口面前后径上时,称为胎头高直位,是一种特殊的胎头位置异常。

胎头高直位又分为2种,一种是胎头的枕骨在母体骨盆耻骨联合后方,称高直前位,又称枕耻位;另一种是胎头枕骨位于母体骨盆骶岬前,称高直后位,又称枕骶位。胎头高直位是一种很不利的胎位,若不及时诊断和处理,对母儿危害均较大。尤其高直后位,几乎均需剖宫产结束分娩,故属于严重的异常胎位,应予以特别重视。高直前位50%~70%可经阴道分娩。

(一)病因

胎头高直位的病因尚不明确,可能与以下因素有关。

1.头盆不称

头盆不称或头盆临界不称易导致胎头高直位。

2.骨盆形态及大小异常

骨盆形态及大小异常,如骨盆入口面狭窄或变形,漏斗型骨盆狭窄,尤其男型及类人猿型骨盆入口面的形态易使胎头以高直位衔接。

3.胎头异常

胎头太大、太小或胎头形态呈长形。

4.胎膜早破

胎膜早破是胎头高直位的原因还是结果,尚有争议。有研究者认为,在妊娠末期或临产初期,胎头未固定之前,胎位可能发生变动,当胎头由母体一侧转向另一侧时,胎膜突然破裂,羊水迅速外流,胎头迅速落于骨盆入口上,形成胎头高直位。也有报道胎膜早破可能使胎头不能恰当的旋转,胎头矢状缝被固定在骨盆入口前后径上,形成胎头高直位。

5.悬垂腹

腹部松弛,两侧腹直肌分离,使胎背处于前位,有可能发生高直位。

(二)分娩机制

高直前位临产后,胎头极度俯屈,以枕骨下部支撑在耻骨联合处,额、顶、颏转向骶岬。由于胎头极度俯屈,首先是大囟滑过骶岬,然后是额部沿骶岬向下滑动,一旦胎头极度俯屈的姿势得以纠正,胎头不需内旋转,可按一般枕前位机转通过产道分娩,但因胎头的入盆与下降遇到困难,整个产程较长。若俯屈得不到纠正,胎头无法入盆,就需以剖宫产结束分娩。

高直后位最突出的表现是胎头高浮,迟迟不能入盆。这主要是由于胎头枕部与胎背所形成的弧形正对着母体向前突出的脊椎腰骶部,而前凸的腰骶部妨碍胎头下降,较长的胎头矢状径又位于较短的骨盆入口前后位上,致使胎头高浮而无法衔接入盆。若胎背能向一侧旋转45°称为枕左后位或枕右后位,胎头即有可能下降,在临床实际工作中,高直后位能够入盆并经阴道分娩是极少见的。

(三)临床表现及诊断

1.胎头不衔接和不下降

胎头高直位主要表现为胎头的衔接和下降均有困难,高直前位可能衔接入盆而转为正常产程,而高直后位胎头不入盆,不下降。胎头下降受阻、嵌顿、压迫膀胱,可引起胎头变形水肿、宫颈水肿及膀胱水肿而发生排尿困难和尿潴留。

2.宫颈扩张延缓或停滞

因胎头下降受阻影响宫颈扩张。可表现为宫颈扩张5～6 cm时胎头下降停滞,甚至宫颈近开全或开全,先露仍在坐骨棘水平或以上。

3.产程延长

胎头高直位中高直后位绝大多数需以剖宫产结束分娩。若对胎头高直后位认识不足,延误诊断,常可致产程延长。

4.腹部检查

高直前位时胎头是正直前位,胎头横径较短,检查者感觉胎头偏小与胎体不称比例。孕妇腹部完全被胎背所占据,触不到胎儿肢体。胎心音在下腹中线或稍偏左处最清楚。

高直后位时在下腹正中耻骨联合上方可触及胎儿颏部,枕骨与下颌骨在一水平面上,孕妇腹部完全被胎儿肢体所占据,这是诊断高直后位很重要的体征。胎心音在下腹中线附近稍偏右最清楚,因胎心音由胎儿前胸传至腹壁,故较枕前位时由胎儿背部传导而来的胎心音更响亮。由于胎心音响亮,故在下腹左右两侧均可听见。即使在同一孕妇,不同检查者所标明的胎心音位置也可能不相同,这种胎心音位置忽左忽右的现象有助于诊断高直后位。

5.阴道检查

高直位时胎头矢状缝与骨盆入口平面的前后径方向一致,有时可略偏左或右,但左右不超过15°。高直前位时后囟靠近耻骨联合,前囟靠近骶骨。相反,高直后位时后囟靠近骶骨,而前囟靠近耻骨联合。胎先露均高悬于"0"位以上。

由于胎头紧紧嵌顿于骨盆入口处,产程停滞,胎头压迫宫颈的时间过长,妨碍宫颈的血液循环,由阴道检查常可发现宫颈水肿及胎头水肿,胎头水肿的大小与宫颈扩张大小相符合,一般直径3～5 cm。高直前位时,因胎头极度俯屈,胎头水肿一般在枕骨正中;高直后位时,因胎头有不同程度的仰伸,故胎头水肿在两顶骨之间。

胎头高直位容易漏诊。在临产早期腹部检查时如遇有可疑体征,而产程进展较慢,应及时做阴道检查明确诊断。早期诊断非常重要,可减少母婴的并发症。

(四)处理

高直前位时,胎儿枕部若能向一侧转45°至枕左前位或枕右前位,即有可能正常分娩。一般可采用加强宫缩,使其自然转位,但必须是在骨盆正常,头盆相称的情况下。经检查后,严密观察1～2小时的产程进展,如失败应手术产。

高直后位时,胎头若向一侧转 45°至枕左后位或枕右后位,则可按枕后位的分娩机制进行。总的说来有 2 种方法可以使胎头转位:①加强宫缩促使胎头转位;②徒手旋转胎方位。但是高直后位即使在严密观察下静脉滴注缩宫素,并予以足够的时间试产,转位成功的机会也很少。徒手旋转胎方位,则必须等宫颈开全或近开全才有可能进行,但高直后位时宫颈很少能开全,即使宫颈开全,胎先露不下降,转位的成功率也不高。因此,一旦诊断明确,应立即行剖宫产术,以避免对母儿造成危害。

四、前不均倾位

枕横位入盆的胎头侧屈以其前顶骨先入盆,称为前不均倾位。前不均倾位是导致异常分娩的异常胎位,发生率为 0.50%～0.81%。

(一)病因

1.头盆不称

头盆不称占有较大比例。

2.骨盆倾斜度过大

胎头可利用的骨盆入口面较小,胎头不易入盆,后顶骨搁于骶岬上方,前顶骨先进入骨盆入口。

3.悬垂腹

孕妇腹壁松弛,子宫前倾,使胎头前顶骨入盆。

4.扁平骨盆

骨盆入口前后径小,胎头双顶不能入盆,为适应骨盆形态,胎头侧屈,前顶首先入盆。

(二)临床表现及诊断

1.临床表现

因后顶骨不能入盆,使胎头下降停滞,产程延长。若膀胱颈受压于前顶骨与耻骨联合之间,使产妇过早出现排尿困难及尿潴留。

2.腹部检查

临产早期,于耻骨联合上方可扪及胎头顶部。随前顶骨入盆胎头折叠于胎肩之后,使在耻骨联合上方不易触及胎头,形成胎头已衔接入盆的假象。

3.阴道检查

胎头矢状缝在骨盆入口横径上,矢状缝向后移靠近骶岬侧,盆腔后半部空虚,前顶骨紧嵌于耻骨联合后方,宫颈前唇受压出现水肿,尿道受压不易插入导尿管。

(三)分娩机制

前不均倾位时,因耻骨联合后面直而无凹陷,前顶骨紧紧嵌顿于耻骨联合后,使后顶骨无法越过骶岬而入盆,故需剖宫产结束分娩。

(四)处理

临产后早期,产妇宜取坐位或半卧位,以减小骨盆倾斜度,尽量避免胎头以前不均倾位衔接。一旦确诊为前不均倾位,除个别胎儿小、宫缩强、骨盆宽大给予短时间试产外,均应尽快行剖宫产术。

五、持续性枕后位、枕横位

为适应骨盆各平面形态变化,胎头入盆通过骨盆入口平面衔接后,继续下降通过中骨盆平面过程中,需要通过内旋转为枕(直)前位。若分娩结束时胎头枕部仍位于母体骨盆后方或侧方,称为持续性枕后位或持续性枕横位。约占分娩总数的 5%。

(一)病因

1.骨盆异常

男型骨盆与类人猿型骨盆多有中骨盆狭窄,阻碍胎头内旋转,容易发生持续性枕后位或枕横位。扁平骨盆及均小骨盆容易使胎头以枕横位衔接,俯屈不良影响内旋转,使胎头以枕横位嵌顿在中骨盆形成持续性枕横位。

2.其他

子宫收缩乏力、前置胎盘、胎儿过大或过小以及胎儿发育异常等均可影响胎头俯屈及内旋转,造成持续性枕后位或枕横位。

(二)临床表现及诊断

1.临床表现

凡阻碍胎头在产道内旋转的因素,如男型骨盆、类人猿型骨盆、扁平骨盆及均小骨盆等骨盆形态及大小异常,子宫收缩乏力,胎头俯屈不良,头盆不称等,均可能导致持续性枕后位或持续性枕横位。

临产后若胎头以枕后位入盆,影响胎头俯屈及衔接,胎先露不易紧贴子宫下段及宫颈内口,常导致宫缩乏力及宫口扩张缓慢。在活跃期晚期及第二产程前期,若为枕后位,因枕骨持续位于骨盆后方压迫直肠,产妇自觉肛门坠胀及排便感,致使宫口尚未开全时过早使用腹压,容易导致宫颈前唇水肿和产妇疲劳,影响产程进展及产力。持续性枕后位、枕横位常致活跃期晚期产程停滞、第二产程胎头下降延缓或停滞和继发性宫缩乏力。

2.腹部检查

胎背偏向母体后方或侧方,前腹壁能触及胎儿肢体,胎心在胎儿肢体侧也容易听到。

3.阴道检查

在活跃期晚期及第二产程前期出现产程进展异常、继发宫缩乏力,应行阴道检查,常有宫颈前唇水肿。枕后位盆腔后部空虚,胎头矢状缝常位于骨盆斜径上。枕横位胎头矢状缝位于骨盆横径上,前后囟分别位于骨盆两侧偏后方,因胎头俯屈不良,前囟常低于后囟。若出现胎头水肿、颅骨重叠、囟门及颅缝触不清时,提示存在头盆不称,需借助胎儿耳郭和耳屏的位置与方向判定胎方位,同时判断宫缩时胎头下降情况。

(三)处理

若骨盆无异常、胎儿不大,可试产。

1.第一产程

密切观察产程进展及胎心变化,防止产妇过早屏气用力,防止宫颈前唇水肿及体力消耗;产妇取胎背对侧卧位,促进胎头俯屈、下降及向前旋转,充分试产。宫缩乏力时,可静脉滴注缩宫素;宫口开大 6 cm 以上,可行人工破膜,观察羊水性状,促进产程进展。若经过上述处理效果不佳,宫口开大<1 cm/h 或无进展或试产过程中出现胎儿窘迫,均应行剖宫产术。

2.第二产程

发现胎头下降延缓及停滞时,应及时行阴道检查确定胎方位,发现胎头呈枕后位或枕横位时,应指导产妇配合宫缩、屈髋加腹压用力,以此方式减小骨盆倾斜度、增加胎轴压,使胎先露部充分借助肛提肌收缩力转至枕前位。亦可在宫缩时上推胎头前囟侧助其充分俯屈,解除枕额径嵌顿使其以枕下前囟径顺利完成内旋转后通过产道自然分娩。若经上述处置仍无进展或进展缓慢,或第二产程初产妇 2 小时,经产妇 1 小时,应行阴道检查。若 S(坐骨棘平面)≥+3(双顶径已达坐骨棘及以下)时,用手转胎头或用胎头吸引器(或产钳)辅助将胎头转至枕前位后阴道助娩。若转至枕前位困难,亦可转至正枕后位产钳助娩。枕后位时胎头俯屈差,往往以枕额径娩出,宜行较大的会阴后侧切开术娩出胎儿,以防产道裂伤。若第二产程延长,而胎头双顶径仍在坐骨棘以上,或第二产程 S<+3 伴胎儿窘迫时,均宜行剖宫产分娩。

3.第三产程

应做好新生儿复苏抢救准备,防治产后出血。有软产道裂伤者,应及时修补,并给予抗生素预防感染。

第四节 难 产

决定分娩的四大因素是产力、产道、胎儿及精神心理因素,其中任何一个或几个因素异常即可能导致分娩进程受阻而发生难产,判断和处理时应当综合考虑。

一、难产的因素及其相互间的关系

导致难产的因素虽不外乎分娩的产力、产道与胎儿三方面的异常,但此三方面因素可能单独存在,或同时存在并且可相互影响,如产力异常方面有原发性子宫收缩乏力与继发性子宫收缩乏力,产道方面有骨产道与软产道的异常,胎儿方面不仅有发育方面的异常(包括过度发育与畸形),还有胎位方面的异常。所有这些异常既可以单独存在,又可以相互影响,其影响不仅可以发生于异常者之间,如胎儿发育异常与骨盆异常等;亦可发生于正常与异常之间,如胎儿发育正常与重度骨盆狭窄等。更值得注意的是有些异常并不明显,如轻度骨盆狭窄、头位异常等,其诊断与处理的正确与否,往往建立于医师对此类情况的基本要领与定义的认识与熟悉,如必须了解轻、中、重度骨盆狭窄的区分标准,枕后位与持续性枕后位的鉴别等。

二、头位难产的诊断

明显的胎儿发育异常、胎头位置异常及骨盆狭窄常在临产前容易发现,而临界性异常(如骨盆临界狭窄)及产力异常往往在临产后出现分娩受阻,需要耐心细致地观察产程。善于发现早期异常表现,才能得到及时的诊断及正确的处理。头位难产的诊断应注意以下几个方面。

(一)病史

仔细询问产妇既往内科、外科病史,以及是否有佝偻病、骨质软化症、脊髓灰质炎、严重的胸廓或脊柱变形、骨盆骨折病史,是否曾有剖宫产、阴道手术助产和反复发生臀先露或横位的经产妇、死胎、死产、新生儿产伤等病史。

(二)全面检查产妇情况

了解产妇思想状态,对妊娠及分娩的认识。全身体检特别要注意心、肺、肝、肾等重要器官情况,测量血压、脉搏、呼吸、体温,了解有无妊娠并发症和内、外科合并症,有无脱水、酸中毒,以及排尿、排便情况。若仅注意产科情况而忽略产妇全身情况常会造成诊断和处理上的重大失误,给母儿带来严重危害,故应引起产科医务人员的高度重视。

(三)仔细检查产科情况

1.产道

临产前应仔细检查孕妇产道包括骨产道和软产道是否有明显异常,以决定行选择性剖宫产或阴道试产。按骨盆狭窄程度进行评分(表 4-1),临界性骨盆狭窄可经阴道试产,但应严密观察在良好宫缩情况下的产程进展,根据分娩进展情况决定处理措施。

表 4-1　骨盆狭窄的标准及评分

骨盆大小	骶耻外径(cm)	对角径(cm)	坐骨结节间径(cm)	坐骨结节间径+后矢状径(cm)	出口面前后径(cm)	评分
>正常	>19.5	>13.5	>9.0	>18.0	>12.0	6
正常	18.5~19.5	12.0~13.5	8.0~9.0	15.5~18.0	11.0~12.0	5
临界狭窄	18.0	11.5	7.5	15.0	10.5	4
轻度狭窄	17.5	11.0	7.0	14.0	10.0	3
中度狭窄	17.0	10.5	6.5	13.0	9.5	2
重度狭窄	16.5	10.0	6.0	12.0	9.0	1
绝对狭窄	≤16.0	≤9.5	≤5.5	≤12.0	≤8.0	0

2.胎儿

临产前应尽量准确估计胎儿体重,除了测量宫高、腹围外,还应做 B 超测量胎儿径线(如双顶径、头围、腹围、股骨长、肱骨长等),尽量使估计的胎儿体重相对较准确些。产程中注意观察胎头下降情况及胎方位情况,还应加强胎儿监护,及时正确诊断是否有胎儿窘迫。

3.产力

分娩中产力多数表现正常。但若有胎头位置异常、胎儿过大、羊水过多、骨盆异常,以及某些软产道异常也可影响子宫收缩力。此外,精神因素的影响也不容忽视。

子宫收缩力可借腹部扣诊或宫缩检测仪了解宫缩频率、持续时间、强弱及宫缩的有效强度,分为强、中、弱三等。"强"指正常的强宫缩,为有效宫缩,与宫缩虽强而无效的强直性宫缩不同;"中"为一般正常宫缩;"弱"指微弱宫缩,包括原发性、继发性宫缩乏力及宫缩不协调等效能差或无效的子宫收缩。

(四)头位分娩评分的临床应用

1978 年,有研究者提出头位分娩评分法,是将骨盆大小、胎儿体重、胎头位置及产力强弱 4 项评分相加综合判断,以帮助助产者决定处理时参考(表 4-2)。4 项评分总和≥13 分者为正常,≥10 分者可以试产。

表 4-2　头位分娩评分法

骨盆大小	评分	胎儿体重(g)	评分	胎头位置	评分	产力	评分
>正常	6	2 500±250	4	枕前位	3	强	3
正常	5	3 000±250	3	枕横位	2	中(正常)	2
临界狭窄	4	3 500±250	2	枕后位	1	弱	1
轻度狭窄	3	4 000±250	1	高直前位	0		
中度狭窄	2			面位	0		
重度狭窄	1						

有研究表明:头位分娩评分总分 10 分为头位难产分娩方式的一个分界线。10 分中剖宫产占 59.5%,11 分中剖宫产只有 6.1%,12 分以上基本都可阴道分娩。可见 10 分及以下者多考虑剖宫产分娩。

若产妇尚未临产,则根据骨盆大小及胎儿体重 2 项评分之和(头盆评分)进行判断,头盆评分≥8 分为头盆相称,6～7 分为轻微头盆不称,≤5 分为严重头盆不称。头盆评分≥6 分可以试产,评分 5 分者若为骨盆入口问题可予以短期试产,否则以剖宫产为宜。

三、处理

(一)选择性剖宫产

头位分娩在临产前决定做选择性剖宫产者不甚容易,只有符合以下条件者予以考虑。

(1)足月妊娠具有绝对性狭窄骨盆或明显畸形、歪斜骨盆。

(2)胎头高直后位、颏后位、额先露等。

(3)头盆明显不称,头盆评分≤5 分者需做选择性剖宫产。入口面头盆评分

5 分者、枕前位、产力为正常或强、总分仍可达到 10 分,有阴道分娩的可能,可以短期试产。但出口面若总评分为 10 分者,最好还是施行剖宫产。

(4)联体双胎、双头畸形在临产前即可经 X 线摄片或超声显像做出诊断,此类无存活可能的畸形即使予以毁胎也难经阴道娩出,且可并发母体软产道严重损伤,多选择剖宫产,其目的是保护母体。若畸胎有存活可能者更应经剖宫产娩出。

(二)临产过程中考虑做剖宫产

(1)严重胎头位置异常如高直后位、枕横位中的前不均倾位、额位及颏后位。这些胎位往往在宫颈口扩张 3～5 cm 后,经阴道检查证实。高直后位体征明确,一旦证实即可做剖宫产;但枕横位中的前不均倾位体征不如高直后位明确,有怀疑时尚需要观察一段时间,随着胎头继续侧屈,矢状缝继续后移,体征逐渐明确,诊断方能成立并选择剖宫产结束分娩;额位时也可观察一段时间,因额位有向面位及枕先露转化的可能,可短期试产。若持续于额位则需考虑剖宫产;颏后位时除非胎儿较小,产力强,胎头达盆底后有可能转成颏前位娩出,如持续为颏后位则需做剖宫产术。

(2)临产后产程停止进展,检查有明显头盆不称。

(3)经过积极处理宫颈始终未能开全。

(4)胎头始终未能衔接者,特别要警惕由于颅骨过分重叠及严重胎头水肿所造成的胎头已衔接的假象。

(5)子宫收缩乏力,经积极治疗后仍无进展。

(三)试产

除因绝对指征选择性剖宫产者外,头先露的初产妇一般均应试产,尤其骨盆入口面临界性或轻度狭窄更应给予充分试产的机会。试产过程中应有专人守护,严密观察产程进展。试产过程中严格按照产程图进行观察和处理非常重要。中骨盆-出口狭窄试产应特别慎重,若产程中处理不当,勉强经阴道助产分娩或阴道助产失败后再做剖宫产对母儿均极为不利,容易发生分娩并发症。因此,若发现中骨盆-出口狭窄,剖宫产指征应当适当放松。

1.一般处理

应给产妇提供舒适的待产环境,避免对分娩产生恐惧心理,消除精神紧张。注意改善产妇全身情况,对疲乏不能进食者,可静脉滴注5％～10％葡萄糖液、维生素 B_6、维生素 C 和(或)电解质。产妇宜左侧卧位,以改善胎儿、胎盘循环,防止仰卧位低血压。产程中应随时排空膀胱,若出现尿潴留,应给予导尿并警惕滞产的发生。

2.产程异常的处理

(1)潜伏期异常:由于对从假临产到潜伏期再到活跃期的过渡时刻很难准确判断,且多为主观判定,因此对于如何判断潜伏期是正常还是异常上不确定。潜伏期以规律宫缩为特征,宫缩会逐渐软化宫颈、使宫颈管消退并开始扩张宫颈,活跃期开始即为潜伏期终止,这时宫颈通常扩张 6 cm。对于潜伏期异常的产妇,可以采用治疗性休息和子宫收缩药物来治疗。可予以哌替啶 100 mg 或地西泮 10 mg 肌内注射或其他阿片类镇痛药进行治疗性休息,纠正不协调性子宫收缩,使用后约有 85% 的产妇会在活跃期时醒来,10% 将不会分娩,5% 会存在持续性分娩异常。若用镇静剂后宫缩无改善,可在人工破膜后加用缩宫素。在宫颈条件欠佳的同期引产产妇中,大约 70% 在使用缩宫素和胎膜破裂 6 小时后渡过潜伏期,只有 5% 在 12 小时后依然处于潜伏期,在潜伏期使用缩宫素 12 小时后,只有 40% 的产妇经阴道分娩。此时应重新评估头盆关系,若有头盆不称应行剖宫产,以免延误处理导致滞产,危害母儿安全。

(2)活跃期宫颈扩张延缓或停滞:首先应做阴道检查了解骨盆情况及胎方位,确认患者确实处于活跃期(宫口至少 6 cm),若无明显头盆不称及胎位异常,可行人工破膜及缩宫素加强宫缩,在母亲及胎儿进行监测的情况下若子宫充分收缩情况下等待 4 小时或在子宫未充分收缩情况下产程仍无进展≥6 小时,则诊断为活跃期停滞,应行剖宫产。若为严重的胎头位置异常,如高直后位、前不均倾位、额位及颏后位等应立即行剖宫产术。

(3)第二产程延长:第二产程胎头下降延缓或停滞,提示胎头在中骨盆遇到阻力,应及时做阴道检查,了解中骨盆及出口情况,胎方位及胎头下降水平,胎头水肿及颅骨重叠情况。若无头盆不称或严重胎位异常,宫缩弱者可用缩宫素加强宫缩;若为枕横位或枕后位可试行徒手将胎头转为枕前位,待胎头下降至 S≥+3,宫颈开全后行产钳或胎头吸引器助产;若徒手转胎方位失败,胎头仍持续在 S+2 以上,应行剖宫产术。

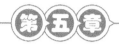

胎儿附属物异常

第一节 胎盘早剥

妊娠 20 周后或分娩期,正常位置的胎盘于胎儿娩出前,全部或部分从子宫壁剥离,称为胎盘早剥,是妊娠晚期的严重并发症之一。由于起病急、发展快,处理不当可威胁母儿生命。国内报道发生率为 0.5% ~ 2.1%,国外为 1% ~ 2%。发生率的高低与产后是否仔细检查胎盘有关,有些轻型胎盘早剥症状不明显,易被忽略。

一、病因

发病机制尚不完全清楚,可能与以下因素有关。

(一)子宫胎盘血管病变

胎盘早剥多发生于子痫前期、慢性高血压及慢性肾脏疾病的孕妇。这些疾病引起全身血管痉挛、硬化,子宫底蜕膜也可发生螺旋小动脉痉挛或硬化,引起远端毛细血管缺血坏死而破裂出血,在底蜕膜层与胎盘之间形成血肿,导致胎盘从子宫壁剥离。

(二)机械因素

外伤如腹部直接被撞击或挤压、性交、外倒转术等均可诱发胎盘早剥。脐带过短或脐带缠绕相对过短,临产后胎儿下降,脐带牵拉使胎盘自子宫壁剥离。羊水过多突然破膜时,羊水流出过快或双胎分娩时第一胎儿娩出过快,使宫内压骤减,子宫突然收缩而导致胎盘早剥。

(三)子宫静脉压升高

妊娠晚期或临产后,若孕妇长时间处于仰卧位,妊娠子宫可压迫下腔静脉使回心血量减少,血压下降(仰卧位低血压综合征),子宫静脉淤血,静脉压升高,致使蜕膜静脉床淤血、破裂,从而引起胎盘剥离。

(四)其他

高龄孕妇、经产妇易发生胎盘早剥;不良生活习惯如吸烟、酗酒及吸食可卡因等是国外胎盘早剥发生率增高的原因;胎盘位于子宫肌瘤部位易发生胎盘早剥;宫内感染、有血栓形成倾向的孕妇胎盘早剥发生率增高;有胎盘早剥史的孕妇再次妊娠发生胎盘早剥的风险明显增高。

二、病理及病理生理

胎盘早剥的主要病理变化是底蜕膜出血,形成血肿,使该处胎盘自子宫壁剥离。如剥离面小,血液很快凝固而出血停止,临床可无症状或症状轻微。如继续出血,胎盘剥离面也随之扩大,形成较大的胎盘后血肿,血液可冲开胎盘边缘及胎膜经宫颈管流出,表现为外出血,称为显性剥离。如胎盘边缘或胎膜与子宫壁未剥离,或胎头进入骨盆入口压迫胎盘下缘,使血液积聚于胎盘与宫壁之间不能外流而致无阴道流血,称为隐性剥离。由于血液不能外流,胎盘后出血越积越多,子宫底升高,当出血达到一定程度,压力增大,血液冲开胎盘边缘和胎膜经宫颈管流出,即为混合性剥离(图 5-1)。有时胎盘后血液可穿破羊膜而溢入羊膜腔,形成血性羊水。

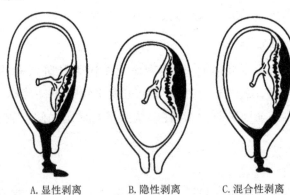

A.显性剥离　　　　B.隐性剥离　　　　C.混合性剥离

图 5-1　胎盘早剥的类型

胎盘早剥尤其是隐性剥离时,胎盘后血肿增大及压力增加,使血液浸入子宫肌层,引起肌纤维分离、断裂及变性;当血液经肌层浸入浆膜层时,子宫表面可见蓝紫色瘀斑,尤以胎盘附着处明显,称为子宫胎盘卒中,有时血液可进一步渗入阔韧带、输卵管系膜,或经输卵管流入腹腔。卒中后的子宫收缩力减弱,可造成产后出血。

剥离处的胎盘绒毛及蜕膜可释放大量组织凝血活酶,进入母体血液循环后激活凝血系统,导致弥散性血管内凝血(disseminated intravascular coagulation, DIC),在肺、肾等器官内形成微血栓,引起器官缺氧及功能障碍。DIC 继续发展可激活纤维蛋白溶解系统,产生大量纤维蛋白原降解产物,引起继发性纤溶亢进。由于凝血因子的大量消耗及高浓度纤维蛋白原降解产物的生成,最终导致严重的凝血功能障碍。

三、临床表现及分类

根据病情严重程度,将胎盘早剥分为 3 度。

(一)Ⅰ度

胎盘早剥Ⅰ度以显性出血为主,多见于分娩期,胎盘剥离面积小,常无腹痛或腹痛轻微。腹部检查体征不明显,子宫无压痛或胎盘剥离处轻微压痛,宫缩有间歇,胎位清楚,胎心率多正常。常靠产后检查胎盘,发现胎盘母体面有陈旧凝血块及压迹才得以确诊。

(二)Ⅱ度

胎盘早剥Ⅱ度以隐性出血为主,亦可为混合性出血,胎盘剥离面约为胎盘面积的 1/3,多见于子痫前期、慢性高血压等有血管病变的孕妇。主要症状为突发的持续性腹痛、腰酸及腰背痛,疼痛程度与胎盘后积血多少呈正相关。常无阴道流血或流血不多,贫血程度与阴道流血量不相符。腹部检查可见子宫往往大于妊娠月份,宫底随胎盘后血肿的增大而增高,子宫多处于高张状态,有压痛,尤以胎盘剥离处最明显,但子宫后壁胎盘早剥时压痛可不明显。胎位可扪及,胎儿多存活。

(三)Ⅲ度

胎盘剥离面一般超过胎盘面积的 1/2,临床表现较Ⅱ度加重,出现面色苍白、四肢湿冷、脉搏细弱、血压下降等休克征象,且休克的严重程度与阴道流血量不相符。腹部检查可见子宫硬如板状,宫缩间歇期不能放松,胎位扪不清,胎心消失。若无凝血功能障碍为Ⅲa,有凝血功能障碍为Ⅲb。

四、辅助检查

(一)超声检查

可协助了解胎盘附着部位及胎盘早剥的程度,明确胎儿大小及存活情况。

提示胎盘早剥的超声声像图有胎盘与子宫壁之间边缘不清楚的液性暗区、胎盘增厚、胎盘绒毛膜板凸入羊膜腔、羊水内出现流动的点状回声等。不过仅 25% 的胎盘早剥能经超声检查证实,即使阴性也不能排除胎盘早剥,但可与前置胎盘鉴别。

(二)实验室检查

了解贫血程度及凝血功能。可行血常规、尿常规、二氧化碳结合力及肝、肾功能等检查。Ⅱ、Ⅲ度患者应做以下试验。①DIC 筛选试验:包括血小板计数、血浆凝血酶原时间、血浆纤维蛋白原定量;②纤溶确诊试验:包括凝血酶时间、副凝试验和优球蛋白溶解时间;③情况紧急时,可行血小板计数,并用全血凝块试验监测凝血功能,粗略估计血纤维蛋白原含量。

(三)胎儿监护

胎心监护出现基线变异消失、正弦波形、变异减速、晚期减速及胎心率缓慢等,应警惕胎盘早剥的发生。

五、诊断与鉴别诊断

依据病史、临床症状及体征,可做出临床诊断。Ⅱ、Ⅲ度患者出现典型临床表现时诊断较容易,主要与先兆子宫破裂相鉴别。Ⅰ度患者临床表现不典型,可结合超声检查判断,并与前置胎盘相鉴别,超声有误诊可能,应重视临床症状及凝血象的变化。

六、并发症

(一)DIC

胎盘剥离面积大,尤其是胎死宫内的患者,可能发生 DIC。临床表现为阴道流血不凝或血凝块较软,皮肤、黏膜出血,甚至出现咯血、呕血及血尿。

(二)产后出血

子宫胎盘卒中者子宫肌层发生病理改变而影响收缩,可致严重的产后出血;并发凝血功能障碍,产后出血更难避免且不易纠正,是导致出血性休克的重要原因。

(三)羊水栓塞

胎盘早剥时,剥离面子宫血管开放,破膜后羊水可沿开放的血管进入母体血液循环,导致羊水栓塞。

(四)急性肾衰竭

胎盘早剥出血、休克及 DIC 等,导致肾血流量严重减少,尤其Ⅱ、Ⅲ度胎盘早剥常由子痫前期等引起,存在肾内小动脉痉挛、肾小球前小动脉狭窄、肾脏缺血等基础病变,易发生肾皮质或肾小管缺血坏死,出现急性肾衰竭。

(五)胎儿宫内死亡

胎盘早剥出血引起胎儿急性缺氧,导致围生儿窒息率、死亡率、早产率均升高。胎盘早剥面积超过 50%,胎儿宫内死亡的风险显著增加。

七、处理

胎盘早剥的治疗原则为早期识别,积极纠正休克,及时终止妊娠,控制 DIC,减少并发症。处理是否及时与恰当将决定母儿的预后。

(一)纠正休克

建立静脉通道,输注红细胞、血浆、冷沉淀等,迅速补充血容量及凝血因子,以纠正休克,改善全身状况。应保持血细胞比容不小于 0.3,尿量>30 mL/h。

(二)及时终止妊娠

胎盘早剥一旦发生,胎儿娩出前剥离面可能继续扩大,持续时间越长,病情越重,出现并发症的风险越高,因此,原则上胎盘早剥一旦确诊,必须及时终止妊娠,控制子宫出血。终止妊娠的方式取决于胎盘剥离的严重程度、孕妇生命体征、孕周、胎儿宫内状况、胎方位、能否短期内分娩等。

1.剖宫产

剖宫产适用于:①Ⅱ、Ⅲ度胎盘早剥,估计不可能短期内分娩者;②Ⅰ度胎盘早剥,出现胎儿窘迫,需抢救胎儿者;③有产科剖宫产指征者;④病情急剧加重,危及孕妇生命时,不论胎儿存活与否,均应立即行剖宫产。术前常规检查凝血功能,并备足新鲜血、血浆和血小板等。术中娩出胎儿和胎盘后,立即注射宫缩剂、人工剥离胎盘、按摩子宫,发生子宫胎盘卒中者,给予热盐水湿敷,多数可使子宫收缩良好而控制出血。若发生难以控制的出血,或发生 DIC,应快速输入新鲜血及凝血因子,及时行子宫切除术。

2.阴道分娩

(1)Ⅰ度胎盘早剥,全身情况良好,病情较轻,以显性出血为主,宫口已开大,估计短时间内能结束分娩者,可经阴道分娩。先行人工破膜使羊水缓慢流出,减少子宫容积,以腹带紧裹腹部加压,使胎盘不再继续剥离。如子宫收缩乏力,可滴注缩宫素缩短产程。产程中应密切观察心率、血压、宫底高度、阴道流血量及胎儿宫内情况，一旦发现病情加重或出现胎儿窘迫征象，或破膜后产程进展缓慢，应行剖宫产结束分娩。

（2）胎儿死亡者，若孕妇生命体征平稳，病情无明显加重的趋势，且产程已发动，首选经阴道分娩。但出血过多或存在其他产科指征，仍以剖宫产终止妊娠为上策。

目前认为，对于妊娠 32～34 周的Ⅰ度胎盘早剥者，可给予非手术治疗以延长孕周、促胎肺成熟。32 周以前者，如为显性出血，子宫松弛，孕妇及胎儿状况稳定，亦可考虑非手术治疗同时促胎肺成熟。非手术治疗过程中应密切监测胎盘早剥的情况，一旦出现阴道流血增加、子宫张力增高或胎儿窘迫等，应立即终止妊娠。

（三）并发症的处理

1.产后出血

胎盘早剥患者易发生产后出血，产后应密切观察子宫收缩、宫底高度、阴道流血量及全身情况。分娩后及时应用宫缩剂，按摩子宫，警惕 DIC 的发生。

2.凝血功能障碍和急性肾衰

在迅速终止妊娠，阻止促凝物质继续进入孕妇血液循环的基础上纠正凝血功能障碍：①按比例及时补充足量的红细胞悬液、新鲜冷冻血浆、血小板，酌情输入冷沉淀、纤维蛋白原 3～6 g；②在 DIC 高凝阶段及早应用肝素，阻断 DIC 的发展；③纤溶亢进阶段，出血不止，可在肝素化和补充凝血因子的基础上应用抗纤溶药物以抑制纤维蛋白原的激活因子释放。患者出现少尿（尿量＜17 mL/h）或无尿（尿量＜100 mL/24 h）应考虑肾衰竭可能，在补足血容量的基础上给予呋塞米 40 mg 静脉推注，可重复使用。必要时行血液透析治疗。

八、预防

对妊娠期高血压疾病及慢性肾炎孕妇，应加强孕期管理，并积极治疗；防止外伤、避免不良生活习惯、预防宫内感染等；对高危患者不主张行胎儿倒转术；妊娠晚期和分娩期，应避免长时间仰卧；人工破膜应在宫缩间歇期进行等。

第二节 前 置 胎 盘

妊娠时胎盘正常附着于子宫体部的后壁、前壁或侧壁。孕28周后胎盘附着于子宫下段,下缘达到或覆盖宫颈内口,位置低于胎先露部,称为前置胎盘。前置胎盘可致晚期妊娠大量出血而危及母儿生命,是妊娠期的严重并发症之一。分娩时前置胎盘的发生率国内报道为 0.2%～1.6%,国外报道为 0.3%～0.5%。

一、病因

确切病因目前尚不清楚。既往有前置胎盘史、剖宫产史、多胎妊娠、多产、高龄孕妇(>35 岁)、不孕治疗、多次流产史、宫腔手术史、母亲吸烟及吸毒均可增加前置胎盘风险。

(一)子宫内膜损伤

多次刮宫、多次分娩、产褥感染、子宫瘢痕等可损伤子宫内膜,或引起炎症或萎缩性病变,使子宫蜕膜血管缺陷。当受精卵着床时,因血液供给不足,为摄取足够营养而增大胎盘面积,伸展到子宫下段。前置胎盘患者中85%～90%为经产妇。瘢痕子宫妊娠后前置胎盘的发生率为无瘢痕子宫的 5 倍。

(二)胎盘异常

多胎妊娠时,胎盘面积较大而延伸至子宫下段,故前置胎盘的发生率较单胎妊娠高一倍;副胎盘亦可到达子宫下段或覆盖宫颈内口;膜状胎盘也可扩展至子宫下段,发生前置胎盘。

(三)受精卵滋养层发育迟缓

受精卵到达宫腔时,滋养层尚未发育到能着床的阶段,继续下移,着床于子宫下段而形成前置胎盘。

二、临床分类

按胎盘下缘与宫颈内口的关系,分为 4 种类型。

(一)完全性前置胎盘

完全性前置胎盘或称为中央性前置胎盘,宫颈内口完全被胎盘组织覆盖。

(二)部分性前置胎盘

宫颈内口部分被胎盘组织覆盖。

(三)边缘性前置胎盘

胎盘下缘附着于子宫下段,但未超过宫颈内口。

(四)低置胎盘

胎盘附着于子宫下段,边缘距宫颈内口<20 mm,但未达到宫颈内口。

胎盘下缘与宫颈内口的关系随子宫下段的逐渐伸展、宫颈管的逐渐消失、宫颈口的逐渐扩张而改变,诊断时期不同,分类也可不同,目前均以处理前最后一次检查来确定其分类。有文献报道发现于妊娠 15～19 周、20～23 周、24～27 周、28～31 周和 32～35 周时诊断的前置胎盘患者分娩时前置胎盘仍存在的比例分别是 12%、34%、49%、62%、73%。

还有一种特殊类型,近年来发病率增高,由于其胎盘粘连、植入发生率高,往往可引起致命性的大出血。因此,将其定义为"凶险性前置胎盘":既往有剖宫产史,此次妊娠为前置胎盘,且胎盘附着于原手术瘢痕部位。

三、临床表现

主要临床表现是妊娠晚期无痛性、反复性阴道流血,可伴有因出血多所致的相应症状。出血可发生于中期妊娠的晚期和晚期妊娠的早期,发生出血较早者,往往由于出血过多而流产。

(一)无痛性阴道出血

中期妊娠时 70%～80%的前置胎盘患者的典型临床表现是无诱因、无痛性阴道流血。妊娠晚期子宫峡部逐渐拉长形成子宫下段,而临产后的宫缩又使宫颈管消失而成为产道的一部分。但附着于子宫下段及宫颈内口的胎盘不能相应的伸展,与其附着处错位而发生剥离,致血窦破裂而出血。初次出血一般不多,但也可初次即发生致命性大出血。随着子宫下段的逐渐拉长,可反复出血。

(1)完全性前置胎盘初次出血时间较早,多发生在妊娠 28 周左右,出血频繁,出血量也较多。

(2)边缘性前置胎盘初次出血时间较晚,往往发生在妊娠 37～40 周或临产后,出血量较少。

(3)部分性前置胎盘的初次出血时间及出血量则介于以上两者之间。部分性及边缘性前置胎盘患者胎膜破裂后,若胎先露部很快下降,压迫胎盘可使出血减少或停止。

(二)贫血、休克

反复出血可致患者贫血,其程度与阴道流血量及流血持续时间呈正比。有时,一次大量出血可致孕妇休克、胎儿发生窘迫甚至死亡。有时,少量、持续的阴道流血也可导致严重后果。

(三)胎位异常

常见胎头高浮,约 1/3 的患者出现胎位异常,其中以臀位和横位为多见。

(四)早产及足月前胎膜早破

任何原因的产前出血均是早产和足月前胎膜早破的危险因素。

(五)宫内生长受限

部分前置胎盘患者可能存在胎儿宫内生长受限,但目前存在争议。

(六)前置血管或脐带帆状附着

前置血管及脐带帆状附着并不常见,但若出现则往往伴有前置胎盘。

四、辅助检查

(一)B超检查

B超检查可清楚显示子宫壁、宫颈、胎先露部及胎盘的关系,为目前诊断前置胎盘最有效的方法,准确率在 95% 以上。超声诊断前置胎盘还要考虑孕龄。中期妊娠时胎盘占据宫壁一半面积,邻近或覆盖宫颈内口的机会较多,故有半数胎盘位置较低。因此,超声检查描述胎盘位置时,应考虑妊娠周数,妊娠中期发现胎盘位置低,不宜诊断为前置胎盘,可称为"胎盘前置状态";晚期妊娠后,子宫下段形成及向上扩展成宫腔的一部分,大部分胎盘上移而成为正常位置胎盘。妊娠 18～23 周发现胎盘边缘达到但没有覆盖宫颈内口,此时持续胎盘前置状态的可能性基本为零。若覆盖宫颈内口范围超过 25 mm,分娩时前置胎盘的发生率为 40%～100%。附着于子宫后壁的前置胎盘容易漏诊,因为胎先露遮挡或腹部超声探测深度不够,经阴道彩色多普勒检查可以减少漏诊,而且安全、准确,但应注意避免因操作不当引起出血。

根据我国中华医学会妇产科学分会前置胎盘指南建议使用下述方法测量以指导临床:当胎盘达到宫颈内口,测量胎盘边缘距宫颈内口的距离;当胎盘边缘覆盖了宫颈内口,测量超过宫颈内口的距离,精确到毫米。

(二)磁共振成像(MRI)检查

怀疑合并胎盘粘连、植入要采用 MRI 辅助检查,超声结合 MRI 可提高诊断率。怀疑"凶险性前置胎盘",MRI 有助于了解胎盘侵入子宫肌层的深度、局部吻合血管分布情况及是否侵犯膀胱等宫旁组织。动态观察 MRI 图像可见有"沸水征"。

(三)产后检查胎盘胎膜

产后应检查胎盘有无形态异常,有无副胎盘。胎盘边缘见陈旧性紫黑色血块附着处即为胎盘前置部分;胎膜破口距胎盘边缘在7 cm以内则为边缘性或部分性前置胎盘或低置胎盘的证据。

五、诊断

妊娠 20 周以上且表现为阴道流血的任何孕妇均应怀疑前置胎盘的可能。诊断主要依靠超声的准确评估,不能确定的可经阴道超声明确。临床上,对任何可疑的前置胎盘患者,在没有备血或输液情况下,不能做肛门或阴道检查,以免引起出血,甚至是致命性出血。

(一)病史

妊娠晚期或临产后突发无痛性阴道流血,应首先考虑前置胎盘;通过超声检查才能获得诊断,同时应询问有无多次刮宫或多次分娩史等高危因素。

(二)体征

患者全身情况与出血量及出血速度密切相关。反复出血者可有贫血貌,严重时出现面色苍白、四肢发冷、脉搏细弱、血压下降等休克表现。

1.腹部体征

子宫大小与停经月份相符,子宫无压痛,但可扪及阵发性宫缩,间歇期能完全放松。可有胎头高浮、臀先露或胎头跨耻征阳性,出血多时可出现胎心异常,甚至胎心消失;胎盘附着子宫前壁时可在耻骨联合上方闻及胎盘血流杂音。

2.宫颈局部变化

一般不做阴道检查,如果反复少量阴道出血,怀疑宫颈阴道疾病,需明确诊断。在备血、输液、输血或可立即手术的条件下进行阴道窥诊,严格消毒外阴后,用阴道窥器观察阴道壁有无静脉曲张、宫颈糜烂或息肉等病变引起的出血,不做阴道指检,以防附着于宫颈内口处的胎盘剥离而发生大出血。

六、鉴别诊断

诊断时应排除阴道壁病变、宫颈癌、宫颈糜烂及息肉引起的出血,通过仔细的阴道检查可以鉴别。若排除阴道及宫颈病变,还应与胎盘早剥、帆状胎盘前置血管破裂、胎盘边缘血窦破裂鉴别,超声胎盘位置检测可以辅助鉴别。

七、对孕妇、胎儿的影响

(一)产时、产后出血

附着于子宫前壁的前置胎盘行剖宫产时,如子宫切口无法避开胎盘,则出血明显增多。胎儿分娩后,子宫下段肌肉收缩力较差,附着的胎盘不易剥离,即使剥离后因开放的血窦不易关闭而常发生产后出血。

(二)植入性胎盘

前置胎盘偶可合并胎盘植入,由于子宫下段蜕膜发育不良,胎盘绒毛可植入子宫下段肌层,使胎盘剥离不全而发生大出血,有时需切除子宫而挽救产妇生命。1%～5%的前置胎盘合并胎盘植入,但"凶险性前置胎盘"合并胎盘植入的概率可明显增高。

(三)贫血及感染

产妇出血、贫血而体弱,加上胎盘剥离面又靠近宫颈外口,容易发生产褥感染。

(四)围生儿预后不良

出血量多可致胎儿缺氧或宫内窘迫。有时因大出血而需提前终止妊娠,低出生体重儿及围生儿死亡率高。

八、孕期管理

孕期管理的原则是早期发现前置胎盘,及时制订孕期随访及诊疗方案。

推荐所有孕妇在孕 20～24 周行超声检查胎盘距宫颈内口的距离。胎盘位置低的孕妇覆盖宫颈内口或距宫颈内口 2 cm 以内的,禁止性生活并进行前置胎盘宣教,需要 32 周复评估;如果胎盘边缘距离宫颈内口 2 cm 以上,无需随访;如仍在 2 cm 以内或覆盖宫颈内口,孕 36 周行超声检查再次随访。阴道超声准确率较腹部超声更高。有阴道出血评估胎盘位置根据个体情况而定。孕 32 周后若仍为前置胎盘,需制订孕晚期随访方案及分娩计划,进行患者宣教,原则上若孕妇满足能在 20 分钟内返回医院、在家卧床休息、了解门诊随访风险及 24 小时有人陪护,可以考虑在病情稳定无出血的情况下门诊随访。

九、处理

治疗原则是抑制宫缩、控制出血、纠正贫血及预防感染,正确选择结束分娩的时间和方法。根据前置胎盘类型、出血量、有无休克及程度、妊娠周数、胎儿是否存活而采取相应的处理。

(一)期待疗法

适用于出血不多或无产前出血、生命体征平稳、胎儿存活、胎龄＜34 周的孕妇。原则是在确保孕妇安全的前提下，继续延长胎龄，以期提高围生儿的存活率。若无阴道流血，在妊娠 34 周前可以不必住院，但要定期行超声检查，了解胎盘与宫颈内口的关系；一旦出现阴道流血，就要住院治疗。期待疗法应在备血、有急诊手术条件和有母儿抢救能力的医疗机构中进行，一旦出血增多，应立即终止妊娠。期待疗法具体如下。

1.阴道流血期间绝对卧床休息

左侧卧位，禁止性生活、阴道检查、肛门检查、灌肠及任何刺激，保持孕妇良好情绪，必要时可应用地西泮 5 mg，口服，血止后可适当活动。

2.纠正贫血

视贫血严重程度补充铁剂，或少量多次输血。目标是维持血红蛋白含量在110 g/L 以上，血细胞比容在 30% 以上，增加母体储备，改善胎儿宫内缺氧情况。

3.止血

在期待治疗过程中，常伴发早产。对于有早产风险的患者可酌情给予宫缩抑制剂，防止因宫缩引起的进一步出血，赢得促胎肺成熟的时间。β-受体激动剂、钙通道阻滞剂、非甾体抗炎药、缩宫素受体抑制剂等可以考虑应用。

在使用宫缩抑制剂的过程中，仍有阴道大出血的风险，应做好随时剖宫产手术的准备。值得注意的是，宫缩抑制剂与肌松剂有协同作用，可加重肌松剂的神经肌肉阻滞作用，增加产后出血的风险。

4.促胎肺成熟

密切监护胎儿宫内生长情况，警惕胎儿生长受限（fetal growth restriction，FGR）的发生，目前循证医学认为宫内能量治疗无效，可根据患者饮食营养摄入综合考虑，若考虑存在营养摄入不足可予能量等支持药物，但若为胎盘或胎儿因素则宫内治疗无效。考虑 7 天内可能终止妊娠孕妇，可给予地塞米松 6 mg 静脉或肌内注射，12 小时一次，连用 4 次 1 个疗程，以促进胎肺成熟；急需时可羊膜腔内一次性注射 10 mg 地塞米松。目前推荐 34 周前应用，间隔 7 天以上可加用1 个疗程，不超过 2 个疗程。

5.保守治疗过程中阴道大出血的风险预测

（1）宫颈管长度：妊娠 34 周前经阴道超声测量宫颈管长度，如宫颈管长度＜3 cm，有大出血而需急诊剖宫产，手术的风险增加；如覆盖宫颈内口的胎盘较厚(>1 cm)、产前出血、胎盘粘连、胎盘植入,手术风险增加。

(2)胎盘边缘出现无回声区:覆盖宫颈内口的胎盘边缘出现无回声区,出现突然大出血的风险是其他类型前置胎盘的 10 倍。

(3)位于前次剖宫产子宫切口瘢痕处的前置胎盘即"凶险性前置胎盘"常伴胎盘植入、产后严重出血,子宫切除率明显增高。

6.硫酸镁保护脑神经

对于已决定在 24 小时之内终止妊娠的前置胎盘早产(32 周之前),推荐应用 1 个疗程的硫酸镁以保护脑神经。由于产妇或胎儿状况需要急诊剖宫产时,无需为了应用硫酸镁而延迟分娩。

7.终止时机

严密观察病情,期待治疗一般至 36 周,各项指标提示胎儿已成熟者,可适时终止妊娠,避免在出现危险时再处理及急诊终止妊娠。对无反复出血者可延长至足月。

(二)终止妊娠

1.紧急剖宫产

出现大出血甚至休克,为了挽救孕妇生命应立即终止妊娠,无需考虑胎儿情况。剖宫产可在短时间内娩出胎儿,结束分娩,对母儿相对安全,是处理前置胎盘的主要手段。临产后诊断的部分性或边缘性前置胎盘,出血量多短期无法经阴分娩也推荐行急诊剖宫产。

2.择期剖宫产

完全性前置胎盘必须以剖宫产终止妊娠。近年来,对部分性及边缘性前置胎盘亦倾向剖宫产分娩。无症状的前置胎盘合并胎盘植入可于妊娠 36 周后终止妊娠;无症状的完全性前置胎盘妊娠达 37 周后可终止妊娠;边缘性前置胎盘满 38 周考虑终止妊娠;部分性根据胎盘遮挡宫颈内口情况于 37~38 周终止妊娠。

3.阴道分娩

阴道分娩适用于边缘性前置胎盘、低置胎盘、出血不多、头先露、无头盆不称及胎位异常,且宫颈口已开大、估计短时间内分娩者。阴道检查需在备血、输液条件下,首先以一手示、中两指轻轻行阴道穹隆部扣诊,若感觉手指与胎先露部之间有较厚的软组织,应考虑前置胎盘,若清楚感觉为胎先露,则可排除前置胎盘;然后,可轻轻触摸宫颈内有无胎盘组织,确定胎盘下缘与宫颈内口的关系,若为血块则易碎,若触及胎膜可刺破胎膜,使羊水流出,胎先露部下降压迫胎盘而减少出血。并加强宫缩促使胎头下降压迫胎盘而止血。一旦产程停滞或阴道流血增多,应立即行剖宫产结束分娩。

4.紧急转送

如无输血、手术等抢救条件时,应立即在消毒下阴道填塞纱布、腹部加压包扎、开通静脉输液通路后,由医务人员亲自护送至附近有条件的医院进行治疗。

疑有 B 族链球菌感染,应预防性使用抗生素。终止妊娠时在胎盘剥离后可预防性使用抗生素。

第三节 胎盘植入

一、病因

妊娠时,原发性蜕膜发育不全或创伤性内膜缺陷,致使底蜕膜完全性或部分性缺失,胎盘与子宫壁异常附着,绒毛植入有缺陷的蜕膜基底层甚至子宫肌层,可引起产时、产后出血等严重并发症。其发生与下列因素有关:①子宫内膜损伤如多产、多次人工流产、宫腔感染等;②胎盘附着部位异常如附着于子宫下段、子宫颈部及子宫角部;③子宫手术史如剖宫产术、子宫肌瘤剔除术、子宫整形术等。孕囊若种植于手术瘢痕部位,发生胎盘植入的风险极大,是导致"凶险性"产后出血的主要原因;④子宫病变如子宫肌瘤、子宫腺肌病、子宫畸形等。

二、临床表现

(一)分娩前临床表现

(1)反复无痛性阴道出血:可见于前置胎盘合并胎盘植入的患者。

(2)血尿:可见于泌尿系统损伤的穿透性胎盘植入的患者。

(3)腹痛、胎心率变化:可见于穿透性胎盘植入合并子宫破裂患者。

(二)胎儿娩出后临床表现

胎盘娩出不完整,或胎盘娩出后发现胎盘母体面不完整,或胎儿娩出后超过30分钟,胎盘仍不能自行剥离,伴或不伴阴道出血。行徒手取胎盘时剥离困难或发现胎盘与子宫肌壁粘连紧密无缝隙。

三、诊断

(一)彩色多普勒超声胎盘植入征象

(1)胎盘部位正常结构紊乱。

(2)呈弥漫性或局灶性胎盘实质内腔隙血流。

(3)胎盘后方正常低回声区变薄或消失。

(4)子宫浆膜-膀胱交界处血管丰富。

(二)MRI检查胎盘植入征象

(1)子宫凸向膀胱。

(2)胎盘内信号强度不均匀。

(3)T_2加权像存在胎盘内条索影。

(4)胎盘血供异常。

(三)临床诊断标准

分娩时胎盘不能自行剥离,人工剥离胎盘时发现胎盘部分或全部粘连于子宫壁,剥离困难或不能剥离,甚至经刮宫后仍有胎盘组织残留,并有刮宫或剥离的胎盘组织病理证实。

(四)病理诊断标准

病理检查证实子宫肌层内有胎盘绒毛组织侵入。

四、鉴别诊断

(一)滋养细胞疾病

病灶多侵犯子宫内膜结合带或子宫肌层,边界多不光整,多呈虫蚀样,为不规则破坏。

(二)胎盘残留

胎盘与子宫内膜分界清晰,子宫内膜结合带多为完整。

五、处理

(一)产前处理

(1)若有贫血,使用铁剂、叶酸等药物治疗。

(2)每3~4周进行1次超声检查。

(3)转诊至有胎盘植入处置条件的医院进一步治疗。

(4)分娩时机:妊娠 34～36 周分娩。

(二)分娩时处理

1.分娩方式选择

(1)阴道分娩:主要见于产前未诊断而分娩后才确诊胎盘植入者。胎儿娩出后切忌用力牵拉脐带,以免导致子宫内翻。

(2)剖宫产:胎盘植入患者多为剖宫产分娩,子宫切口选择依胎盘附着位置而定,原则上应避开胎盘或胎盘主体部分。

2.麻醉方式

多选择全身麻醉。

3.防治产后出血

(1)血管阻断术:主要采用髂内动脉结扎、子宫动脉结扎、经皮双侧髂内动脉栓塞术、经皮双侧子宫动脉栓塞术和腹主动脉下段阻断术。

(2)子宫压迫缝合:适用于胎盘植入面积比较局限,胎盘植入局部病灶切除,和(或)胎盘剥离面出血者。

(3)宫腔填塞:宫腔填塞包括纱布填塞及球囊填塞。适用于胎盘植入面积较小、胎盘剥离面出血者。纱布与球囊放置 24～48 小时后取出。无论采用何种填塞方法,应预防性使用抗生素。

(三)分娩后胎盘和子宫的处理

1.胎盘原位保留

(1)胎盘原位保留方法:①部分胎盘和(或)部分子宫壁切除后行子宫缝合和(或)子宫重建;②部分胎盘植入或完全性胎盘植入均可以行胎盘原位保留。

(2)胎盘原位保留指征:①患者要求保留生育功能;②具备及时输血、紧急子宫切除、感染防治等条件;③术中发现胎盘植入,但不具备子宫切除的技术条件,可在短时间内安全转院接受进一步治疗者。

(3)感染监测与抗生素使用:①术前 0.5～2.0 小时内或麻醉开始时给予抗生素,若手术时间超过 3 小时,或失血量＞1 500 mL,可在手术中再次给予抗生素。②抗生素的有效覆盖时间应包括整个手术过程和手术结束后 4 小时,总的预防用药时间为 24 小时,必要时延长至 48 小时。污染手术可依据患者感染情况延长抗生素使用时间。③对手术前已形成感染者,应根据药敏结果选用抗生素,一般宜用至体温正常、症状消退后 72～96 小时。对感染不能控制者,宜尽早行子宫切除术。

（4）化疗药物：甲氨蝶呤为胎盘植入患者保守治疗的辅助用药。

2.子宫切除

（1）指征：①产前或产时子宫大量出血，保守治疗效果差；②保守治疗过程中出现严重出血及感染；③子宫破裂修补困难；④其他因素需行子宫切除。

（2）双侧输尿管支架置管：子宫切除术前行输尿管置管可降低输尿管损伤、入住重症监护病房＞24 小时、输血量≥4 U 红细胞、凝血功能障碍、早期再次手术的风险。但输尿管支架置管可增加患者血尿、腰腹痛及尿路刺激征等并发症的发生率。

六、注意事项

（一）止血前容许性低血压

胎盘植入合并未控制的失血性休克患者，有效止血最为重要。止血前可采用控制性液体复苏，容许性低血压，以保证重要脏器的基本灌注，有利于降低患者并发症的发生率。

（二）大量输血策略

快速明确止血的同时，应早期使用血液或血液制品。推荐红细胞：新鲜冷冻血浆：血小板的比例为 1:1:1，出现凝血功能障碍时恰当使用凝血因子产品（重组活化凝血因子Ⅶ）和氨甲环酸。同时应预防低体温、酸中毒及低钙血症。

第四节　脐带先露和脐带脱垂

胎膜未破时脐带位于胎先露部前方或一侧称为脐带先露，也称隐性脐带脱垂。胎膜破裂后，脐带脱出于宫颈口外，降至阴道内甚至露于外阴，称为脐带脱垂。

一、病因

脐带脱垂多发生在胎先露部不能衔接时，常见原因如下。①胎位异常：因胎先露部与骨盆入口之间有间隙使脐带滑落，多见于足先露或肩先露；②胎头高浮或头盆不称，使胎头与骨盆入口间存在较大间隙；③胎儿过小或双胎妊娠分娩第二胎儿时;④羊水过多、羊膜腔内压力过高,破膜时脐带随羊水流出;⑤球拍状胎盘、低置胎盘;⑥脐带过长。

二、对母儿的影响

(一)对母体影响

增加剖宫产率及手术助产率。

(二)对胎儿影响

胎先露部尚未衔接、胎膜未破者,宫缩时胎先露部下降,一过性压迫脐带导致胎心率异常;胎先露衔接、胎膜已破者,脐带受压在胎先露与骨盆之间时,可致胎儿缺氧、胎心消失,脐带血液循环阻断超过 8 分钟,即可胎死宫内。以头先露最严重,足先露、肩先露较轻。

三、诊断

若有脐带脱垂的危险因素存在,需警惕其发生。胎膜未破,胎动或宫缩后胎心率突然变慢,改变体位、上推胎先露及抬高臀部后迅速恢复者,应考虑脐带先露的可能,可行胎心监护,超声及彩色多普勒超声检查有助于明确诊断。胎膜已破,胎心率异常,或胎心监护出现胎心基线慢、平直等,应立即进行阴道检查,在胎先露旁或前方及阴道内触及有搏动的条索状物,或脐带脱出于外阴,即可确诊。

四、处理

(一)脐带先露

经产妇,头先露、胎膜未破、宫缩良好者,可取头低臀高位,密切观察胎心率,等待胎头衔接,若宫口逐渐扩张,胎心持续良好,可经阴道分娩;初产妇,足先露或肩先露者,应行剖宫产术。

(二)脐带脱垂

胎心正常、胎儿存活者,应争取尽快娩出胎儿。宫口开全,胎先露在 S+2 及以下者,行产钳术,臀先露行臀牵引术;宫口未开全,产妇立即取头低臀高位,将胎先露部上推,同时使用宫缩抑制剂,以缓解脐带受压,严密监测胎心的同时,尽快行剖宫产术。

五、预防

妊娠晚期或临产后,超声检查有助于尽早发现脐带先露。对有脐带脱垂危险因素者,尽量不做或少做肛检或阴道检查。人工破膜应避免在宫缩时进行,羊水过多者应在有准备的情况下采取高位破膜,使羊水缓慢流出。

第五节　羊 水 过 多

妊娠期间,羊水量超过 2 000 mL 称为羊水过多,发生率为0.5%～1.0%。若羊水量增加缓慢,称慢性羊水过多;若羊水在数天内迅速增多,压迫症状明显,称为急性羊水过多。

一、病因

约 1/3 的羊水过多病因不明,称为特发性羊水过多。但多数重度羊水过多可能与胎儿畸形及妊娠合并症等因素有关。

(一)胎儿疾病

胎儿疾病包括胎儿畸形、染色体或基因异常、胎儿肿瘤、胎儿代谢性疾病等。18%～40%的羊水过多合并胎儿畸形,以神经管缺陷性疾病最常见,约占 50%,其中又以开放性神经管畸形多见。由于脑脊膜膨出裸露,脉络膜组织增生,渗出液增加,中枢性吞咽障碍加上抗利尿激素缺乏等,致使羊水形成过多,回流减少,羊水过多;消化道畸形约占 25%,主要是胎儿食管、十二指肠闭锁等,由于胎儿吞咽羊水障碍,导致羊水积聚而引起羊水过多。其他还有腹壁缺陷、膈疝、先天性醛固酮增多症、遗传性假性低醛固酮症、胎儿纵隔肿瘤、胎儿脊柱畸胎瘤、先天性多囊肾等,均可造成羊水过多。18-三体综合征、21-三体综合征、13-三体综合征胎儿可出现胎儿吞咽羊水障碍,引起羊水过多。

(二)多胎妊娠

双胎妊娠合并羊水过多的发生率约为 10%,是单胎妊娠的10 倍,以单绒毛膜性双胎居多。单绒毛膜双羊膜囊双胎胎盘之间血管吻合率达 85%～100%,易并发双胎输血综合征,受血儿循环血量增多、胎儿尿量增加,引起羊水过多。

(三)妊娠期合并症

10%～25%的羊水过多与孕妇血糖代谢异常有关,母体高血糖致胎儿血糖增高,产生渗透性利尿,并使胎盘胎膜渗出增加,导致羊水过多。母儿血型不合,可出现胎儿贫血、水肿、胶体渗透压降低,胎儿尿量增加,加之胎盘增大,导致羊水增多。

(四)胎盘脐带病变

巨大胎盘、脐带帆状附着可导致羊水过多。当胎盘绒毛血管瘤直径>1 cm时,15%～30%合并羊水过多。

二、对母儿影响

(一)对母体的影响

羊水过多致子宫张力增高,并发妊娠期高血压疾病的风险增加,是正常妊娠的3倍。由于子宫肌纤维伸展过度、宫缩乏力、产程延长及产后出血的发生率增加,所以并发胎膜早破、早产的可能性增加,若突然破膜可使宫腔内压力骤然降低,导致胎盘早剥、休克。

(二)对胎儿的影响

胎位异常、脐带脱垂、胎儿窘迫及早产增多,加上羊水过多常合并胎儿畸形,故羊水过多者围生儿病死率可明显增高。

三、临床表现

(一)急性羊水过多

急性羊水过多较少见。多在妊娠20～24周发病,羊水骤然增多,数天内子宫明显增大。患者自觉腹部胀痛、腰酸、行动不便,因横膈抬高引起呼吸困难,甚至发绀,不能平卧。检查可见腹部高度膨隆、皮肤张力大、变薄,皮下静脉清晰可见。巨大子宫压迫下腔静脉,静脉回流受阻,出现下肢和外阴部静脉曲张及水肿,压迫双侧输尿管,孕妇尿量减少,甚至无尿;子宫大于妊娠月份、张力大,胎位检查不清,胎心音遥远或不清。

(二)慢性羊水过多

慢性羊水过多较多见。常发生在妊娠晚期,羊水在数周内缓慢增多,压迫症状较轻。孕妇无明显不适,仅感腹部增大较快。检查见子宫大小超过妊娠月份,腹壁皮肤发亮,触诊时感觉子宫张力大,液体震颤感明显,胎位不清,胎心音遥远。

四、辅助检查

(一)超声检查

重要的辅助检查方法。超声不但可以诊断羊水过多,还可以了解胎儿情况,发现胎儿畸形。超声诊断羊水过多的标准,目前在临床应用的有 2 种。

(1)羊水指数(amniotic fluid index,AFI):以脐为中心分为 4 个象限,各象限最大羊水暗区垂直径之和为羊水指数。AFI≥25 cm 诊断为羊水过多。

(2)最大羊水暗区的垂直深度(maximum vertical pocket,MVP):MVP≥8 cm 诊断为羊水过多。

(二)胎儿疾病检查

可行羊水细胞培养或采集胎儿血细胞培养做染色体核型分析,排除胎儿染色体异常;羊膜腔穿刺行羊水生化检查,若为胎儿开放性神经管畸形及消化道畸形,羊水中 AFP 明显增高,超过同期正常妊娠平均值加 3 个标准差以上有助于诊断;同时可行聚合酶链反应检查了解是否感染细小病毒、巨细胞病毒、弓形虫、梅毒等。

(三)其他检查

羊水过多尤其慢性羊水过多者,应行糖耐量试验排除糖尿病;怀疑血型不合者可检测母体抗体滴度。

五、处理

主要根据胎儿有无畸形、孕周、羊水过多的严重程度而定。

(一)羊水过多合并胎儿畸形

一旦确诊胎儿畸形、染色体异常,应及时终止妊娠。终止妊娠的方法应根据具体情况选择。

(1)人工破膜引产:宫颈评分＞7 分者,破膜后多能自然临产。若 12 小时后仍未临产,可静脉滴注缩宫素诱发宫缩。破膜时需注意以下问题。①高位破膜:自宫口沿颈管与胎膜之间向上15 cm刺破胎膜,让羊水缓慢流出,避免宫腔内压力突然降低而引起胎盘早剥;②羊水流出后腹部置沙袋维持腹压,以防休克;③严密监测孕妇血压、心率,注意阴道流血及宫高变化。

(2)经腹羊膜腔穿刺放出适量羊水后,注入依沙啶淀引产。

(二)羊水过多合并正常胎儿

尽可能寻找病因,积极针对病因治疗,如糖尿病、妊娠期高血压疾病等母体疾病。

1.期待疗法

羊水量多而自觉症状轻微,胎肺不成熟者,可严密观察,适当减少孕妇饮水量,注意休息,可采取侧卧位以改善子宫胎盘循环,尽量延长孕周。每周复查超声了解羊水指数及胎儿生长情况。

2.前列腺素合成酶抑制剂治疗

常用吲哚美辛,2.2~2.4 mg/(kg·d),分 3 次口服。其作用机制是通过增加近曲小管的重吸收而减少胎儿尿液生成,进而使羊水减少。吲哚美辛可使动脉导管提前关闭,限于 32 周以前,且不宜长时间应用。用药 24 小时后即行胎儿超声心动图检查,此后每周 1 次,同时超声密切随访羊水量,每周 2 次,发现羊水量明显减少或动脉导管狭窄,应立即停药。

3.羊膜穿刺

压迫症状严重而胎肺不成熟者,可考虑经腹羊膜穿刺放液,以缓解症状,延长孕周。放液时需注意:①超声监测下避开胎盘部位穿刺;②放羊水速度不宜过快,每小时约 500 mL,一次放液总量不超过 1 500 mL,以孕妇症状缓解为度;③密切注意孕妇血压、心率、呼吸变化,监测胎心,警惕胎盘早剥,预防早产;④严格消毒,防止感染;⑤必要时 3~4 周后重复放液以降低宫腔内压力。

4.分娩期处理

羊水量反复增长,压迫症状严重,胎肺已成熟者,可终止妊娠;胎肺未成熟者,促胎肺成熟后引产。人工破膜除前述注意事项外,还应注意防止脐带脱垂。若破膜后宫缩乏力,可静脉滴注缩宫素加强宫缩,密切观察产程进展。胎儿娩出后应及时应用宫缩剂,预防产后出血。

第六节　羊水过少

妊娠晚期羊水量少于 300 mL 称为羊水过少。发生率为0.4%~4.0%。羊水过少与不良围生儿结局存在密切的相关性,严重羊水过少者围生儿死亡率高达 13.3%。

一、病因

主要与羊水产生减少或外漏增加有关,部分羊水过少原因不明。常见原因如下。

(一)胎儿畸形

以胎儿泌尿系统畸形为主,如先天性肾缺如、肾小管发育不全、尿路梗阻等,因胎儿无尿液生成或生成的尿液不能排入羊膜腔而致羊水过少。另外,染色体异常、法洛四联症、水囊状淋巴管瘤、小头畸形、甲状腺功能减退等也可引起羊水过少。

(二)胎盘功能不良

过期妊娠、胎儿生长受限、妊娠期高血压疾病等均存在胎盘功能减退,胎儿宫内缺氧,血液重新分布,肾动脉血流量减少,胎儿尿生成减少,导致羊水过少。

(三)胎膜病变

胎膜早破,羊水外漏速度大于再产生速度,导致继发性羊水过少。宫内感染、炎症等引起羊膜通透性改变,与某些原因不明的羊水过少有关。

(四)母体因素

孕妇脱水、血容量不足、血浆渗透压增高等,可使胎儿血浆渗透压相应增高,胎盘吸收羊水增加,同时胎儿肾小管重吸收水分增加,尿形成减少。此外孕妇应用某些药物如吲哚美辛、血管紧张素转换酶抑制剂等亦可引起羊水过少。

二、对母儿影响

(一)对胎儿的影响

羊水过少是胎儿危险的重要信号,使围生儿发病率和死亡率明显增高。与正常妊娠相比,羊水过少围生儿死亡率增高 13～47 倍。妊娠早、中期发生的羊水过少与胎儿畸形常互为因果。波特综合征(胎肺发育不良、扁平鼻、耳大位置低、肾及输尿管不发育以及铲形手、弓形腿等)可致羊水过少,而羊水过少又可导致胎体粘连、骨骼发育畸形、肺发育不全等,围生儿预后差。妊娠晚期羊水过少,常为胎盘功能不良及慢性胎儿宫内缺氧所致,羊水过少又可引起脐带受压,加重胎儿缺氧。

(二)对孕妇的影响

手术分娩率和引产率均增加。

三、临床表现

羊水过少的临床表现多不典型。胎盘功能不良者常有胎动减少;胎膜早破者有阴道流液。腹部检查可见宫高、腹围较同期孕周小,尤以胎儿宫内生长受限者明显,有子宫紧裹胎儿感。子宫敏感,易激惹,临产后易发生宫缩不协调,阴道检查时发现前羊膜囊不明显,胎膜与胎儿先露部紧贴,人工破膜时羊水流出少。

四、辅助检查

(一)超声检查

超声检查是羊水过少的主要辅助诊断方法。妊娠晚期最大羊水暗区的垂直深度(MVP)≤2 cm 为羊水过少,MVP≤1 cm 为严重羊水过少;或羊水指数(AFI)≤5 cm 诊断为羊水过少。超声发现羊水过少时,应排除胎儿畸形。超声检查对先天性肾缺如、尿路梗阻、胎儿生长受限等有较高的诊断价值。

(二)羊水直接测量

破膜时以容器置于外阴收集羊水,或剖宫产时收集羊水直接测量。

(三)胎儿染色体检查

需排除胎儿染色体异常时可做羊水细胞培养,或采集胎儿血细胞培养,做染色体核型分析、荧光定量聚合酶链反应快速诊断等。

(四)其他检查

妊娠晚期发现羊水过少,应结合胎儿生物物理评分、胎心监护等,评价胎儿宫内状况,及早发现胎儿宫内缺氧。

五、处理

根据胎儿有无畸形和孕周大小选择治疗方案。

(一)羊水过少合并胎儿畸形

已确诊胎儿畸形者应尽早引产。

(二)羊水过少合并正常胎儿

1.妊娠期羊水过少

(1)一般处理:寻找与祛除病因。嘱孕妇计数胎动,增加补液,每天 2～4 小时饮水 2～4 L。

(2)增加羊水量期待治疗。孕周小,胎肺不成熟,可行经腹羊膜腔内灌注增加羊水量,延长孕周。妊娠期经腹羊膜腔灌注的主要目的:①改善母儿预后,预防胎肺发育不良;②提高超声扫描清晰度,有利于胎儿畸形的诊断。术后应用宫缩抑制剂预防流产或早产。羊膜腔内灌注并不能治疗羊水过少本身,且存在一定的风险,不推荐作为常规治疗方法。

（3）加强监护：羊水过少期待治疗过程中对胎儿宫内情况的评估和监护是关键。超声随访每周 2 次，动态监测羊水量及脐动脉血流 S/D 值，每周评估 1 次胎儿生长发育情况。28 周以后，每周至少进行 2 次胎心监护。

2.分娩期羊水过少

对妊娠已达 36 周，胎肺已成熟者，应终止妊娠。分娩方式根据胎儿宫内状况而定。对胎儿贮备力尚好，宫颈成熟者，可在密切监护下行缩宫素滴注引产，临产后连续监测胎心变化，尽早行人工破膜以观察羊水性状及量，一旦出现胎儿窘迫征象，及时行剖宫产。

分娩时羊水过少易发生脐带受压，美国妇产科医师学会指出分娩期可选择羊膜腔内灌注治疗反复出现的变异减速及延迟减速，包括经腹和经阴道羊膜腔灌注术。

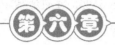

胎儿异常与多胎妊娠

第一节　胎儿生长受限

　　胎儿生长发育是指细胞、组织、器官分化完善与功能成熟的连续过程。小于胎龄儿(small for gestational age infant,SGA)指出生体重低于同胎龄应有体重第10百分位数以下或低于其平均体重2个标准差的新生儿。该类胎儿的新生儿病死率高,故引起了产科和儿科医师的高度重视。但并非所有的出生体重小于同胎龄体重第10百分位数者均为病理性的生长受限,25%~60%的SGA是因为种族、产次或父母身高体重等因素而造成的"健康小样儿"。这部分胎儿除了体重及体格发育较小外,各器官无功能障碍,无宫内缺氧表现。

　　可将SGA分为3种情况。①正常的SGA:即胎儿结构及多普勒血流评估均未发现异常;②异常的SGA:存在结构异常或者遗传性疾病的胎儿;③胎儿生长受限:指无法达到其应有生长潜力的SGA。严重的胎儿生长受限(FGR)被定义为胎儿的体重小于第3百分位数,同时伴有多普勒血流的异常。低出生体重儿被定义为胎儿分娩时的体重<2 500 g。

一、病因

　　影响胎儿生长的因素复杂,约40%的患者病因尚不明确。主要危险因素有以下几种。

(一)母体因素

母体因素最常见,占50%~60%。

1.营养因素

孕妇偏食、妊娠剧吐,以及摄入蛋白质、维生素及微量元素不足,胎儿出生体重与母体血糖水平呈正相关。

2.妊娠并发症与合并症

并发症如妊娠期高血压疾病、多胎妊娠、妊娠期肝内胆汁淤积症等,合并症如心脏病、慢性高血压、肾炎、贫血、抗磷脂抗体综合征等,均可使胎盘血流量减少,灌注下降。

3.其他

孕妇年龄、地区、体重、身高、经济状况、子宫发育畸形、吸烟、吸毒、酗酒、宫内感染、母体接触放射线或有毒物质等。

(二)胎儿因素

研究证实,生长激素、胰岛素样生长因子、瘦素等调节胎儿生长的物质在脐血中降低,可能会影响胎儿内分泌和代谢。胎儿基因或染色体异常、先天发育异常时,也常伴有胎儿生长受限。

(三)胎盘及脐带因素

胎盘各种病变导致子宫胎盘血流量减少,胎儿血供不足。脐带因素,如脐带过长、脐带过细(尤其近脐带根部过细)、脐带扭转、脐带打结、脐带边缘或帆状插入等。

二、分类及临床表现

胎儿发育分为三阶段。第一阶段(妊娠17周之前)主要是细胞增殖,所有器官的细胞数目均增加。第二阶段(妊娠17~32周)为细胞继续增殖但速率下降,细胞体积开始增大。第三阶段(妊娠32周之后)是细胞增生肥大为其主要特征,胎儿突出表现为糖原和脂肪沉积。胎儿生长受限根据其发生时间、胎儿体重以及病因分为3类。

(一)内因性均称型 FGR 属于原发性胎儿生长受限

一般发生在胎儿发育的第一阶段,因胎儿在体重、头围和身长三方面均受限,头围与腹围均小,故称均称型。其病因包括基因或染色体异常、病毒感染、接触放射性物质及其他有毒物质。

特点:体重、身长、头径相称,但均小于该孕龄正常值。外表无营养不良表现,器官分化或成熟度与孕龄相符,但各器官的细胞数量均减少,脑重量轻,神经元功能不全和髓鞘形成迟缓;胎盘小,但组织无异常。胎儿无缺氧表现。胎儿出生缺陷发生率高,围生儿病死率高,预后不良。产后新生儿脑神经发育障碍、智力障碍的发生率比较高。

(二)外因性不均称型 FGR 属于继发性胎儿生长受限

胚胎早期发育正常,至孕、中晚期才受到有害因素影响,如合并妊娠期高血压疾病等所致的慢性胎盘功能不全。

特点:新生儿外表呈营养不良或过熟儿状态,发育不均称,身长、头径与孕龄相符而体重偏低。胎儿常有宫内慢性缺氧及代谢障碍,各器官细胞数量正常,但细胞体积缩小,以肝脏为著。胎盘体积正常,但功能下降,伴有缺血缺氧的病理改变,常有梗死、钙化、胎膜黄染等,加重胎儿宫内缺氧,使胎儿在分娩期对缺氧的耐受力下降,导致新生儿脑神经受损。新生儿在出生后躯体发育正常,但容易发生低血糖。

(三)外因性均称型 FGR 为上述两型的混合型

其病因有母儿双方因素,多为缺乏重要生长因素,如叶酸、氨基酸、微量元素,或为有害药物影响所致。在整个妊娠期间均产生影响。

特点:新生儿身长、体重、头径均小于该孕龄正常值,外表有营养不良表现。各器官细胞数目减少,导致器官体积均缩小,肝、脾严重受累,脑细胞数也明显减少。胎盘小,外观正常。胎儿少有宫内缺氧,但存在代谢不良。新生儿的生长与智力发育常常受到影响。

上述的分类方法有助于病因学的诊断,但对于胎儿预后结局的改善和临床治疗的评估并无明显帮助,许多的 FGR 胎儿并不适合这种分类而且难以划分。不均称型 FGR 可表现为胎儿的腹围相对于其他生长测量指标更为落后,通常情况下与胎盘疾病、母体疾病相关。均称型 FGR 的胎儿生长测量的各条径线均落后于正常值,需要考虑的病因有孕龄的评估是否正确,非整倍体,遗传方面的疾病,药物毒物的接触史。这种均称型 FGR 的胎儿有时很难和健康的 SGA 区别。

三、辅助检查

(一)超声胎儿生长测量

(1)测头围与腹围比值:胎儿头围在孕 28 周后生长减慢,而胎儿体重仍按原速度增长,故只测头围不能准确反映胎儿生长发育的动态变化,应同时测量胎儿腹围和头围,比值小于正常同孕周平均值的第 10 百分位数,即应考虑可能为 FGR,有助于估算不均称型 FGR。

(2)测量胎儿双顶径:正常孕妇孕早期每周平均增长3.6～4.0 mm,孕中期

2.4～2.8 mm,孕晚期 2.0 mm。如超声动态监测双顶径时发现每周增长<2.0 mm,或每 3 周增长<4.0 mm,或每 4 周增长<6.0 mm,于妊娠晚期双顶径每周增长<1.7 mm,均应考虑有 FGR 的可能。

(3)羊水量与胎盘成熟度:多数 FGR 出现羊水偏少、胎盘老化的超声图像。

(二)彩色多普勒超声检查

脐动脉舒张期血流缺失或倒置对诊断 FGR 意义大。妊娠晚期脐动脉 S/D 比值通常≤3 为正常值,脐血 S/D 比值升高时,也应考虑有 FGR 的可能。测量子宫动脉的血流可以评估是否存在胎盘灌注的不良可能,从而预测 FGR 的发生。

(三)抗心磷脂抗体的测定

近年来,有关自身抗体与不良妊娠的关系已被越来越多人所关注,研究表明,抗心磷脂抗体与 FGR 的发生有关。

四、诊断

孕期准确诊断 FGR 并不容易,往往需要在分娩后才能确诊。密切关注胎儿发育情况是提高 FGR 诊断率及准确率的关键。测量子宫长度、腹围、体重,推测胎儿大小,简单易行,用于低危人群的筛查。

(1)宫高、腹围值连续 3 周测量均在第 10 百分位数以下者,为筛选 FGR 指标,预测准确率达 85%以上。

(2)计算胎儿发育指数:胎儿发育指数=宫高(cm)-3×(月份+1),指数在-3～+3 为正常,<-3 提示可能为 FGR。

(3)在孕晚期,孕妇每周增加体重 0.5 kg,若体重增长停滞或增长缓慢时,可能为 FGR。

五、处理

(一)寻找病因

临床怀疑 FGR 的孕妇,应尽可能找出可能的致病原因,若极早发现妊娠期高血压疾病,行 TORCH 感染检查、抗磷脂抗体测定;超声检查排除胎儿先天畸形,必要时行胎儿染色体检查。

(二)妊娠期治疗

治疗越早,效果越好,孕 32 周前开始疗效佳,孕 36 周后疗效差。FGR 的治疗原则:积极寻找病因、补充营养,改善胎盘循环,加强胎儿监测,适时终止妊娠。常见的改善胎盘循环及补充营养的方法有静脉营养等,但治疗效果欠佳。

1.一般治疗

均衡膳食,吸氧,这种方法在均称性 FGR 妊娠孕妇中未得到证实。尽管如此,许多医师建议一种改良式的休息方式即左侧卧位,在增加母体心排血量的同时可能会使胎盘血流达到最大量。

2.母体静脉营养

氨基酸是胎儿蛋白质合成的主要来源,为胎儿生长发育的物质基础,以主动运输方式通过胎盘到达胎儿;能量合剂有助于氨基酸的主动转运;葡萄糖是胎儿热能的来源。故理论上给予母体补充氨基酸、能量合剂及葡萄糖有利于胎儿生长。但临床单纯应用母体静脉营养的治疗效果并不理想。可能的原因:①真正营养缺乏造成的 FGR 很少。②在胎儿生长受限时,胎盘功能减退,胎盘绒毛内血管床减少,间质纤维增加,出现绒毛间血栓、胎盘梗死等一系列胎盘老化现象,子宫-胎盘供血不足,导致物质转换能力下降。

3.药物治疗

β-肾上腺素受体激动剂能舒张血管、松弛子宫、改善子宫胎盘血流、促进胎儿生长发育,硫酸镁能恢复胎盘正常的血流灌注。丹参能促进细胞代谢、改善微循环、降低毛细血管通透性,有利于维持胎盘功能。低分子肝素、阿司匹林用于抗磷脂抗体综合征引起的 FGR 者有效。预计 34 周前分娩的生长受限胎儿应该注射糖皮质激素,以促胎肺成熟。

(三)胎儿健康情况监测

可以进行无应激试验(non-stress test,NST)、胎儿生物物理评分、胎儿血流监测如脐动脉彩色多普勒、大脑中动脉血流、静脉导管血流等。脐血流的舒张期缺失、倒置和静脉导管的反向 A 波提示了较高的围生儿发病率与死亡率。胎儿的多普勒血流改变往往早于胎心电子监护或生物物理评分。

(四)产科处理

1.继续妊娠指征

胎儿状况良好、胎盘功能正常、妊娠未足月、孕妇无合并症及并发症者,可以在密切监护下妊娠至足月,但不应超过预产期。

2.终止妊娠指征

治疗后 FGR 无改善,胎儿停止生长 3 周以上;胎盘提前老化,伴有羊水过少等胎盘功能低下表现;NST、胎儿生物物理评分及胎儿血流测定等提示胎儿缺氧;妊娠合并症、并发症病情加重,妊娠继续将危害母婴健康或生命者,均应尽快终止妊娠,一般在孕 34 周左右考虑终止妊娠,若孕周未达 34 周者,应促胎肺成熟后再终止妊娠。

3.分娩方式选择

FGR 胎儿对缺氧耐受力差,胎儿胎盘贮备不足,难以耐受分娩过程中子宫收缩时的缺氧状态,应适当放宽剖宫产指征。①阴道产:胎儿情况良好,胎盘功能正常,胎儿成熟,Bishop 宫颈成熟度评分≥7 分,羊水量及胎位正常,无其他禁忌者,可经阴道分娩;若胎儿难以存活,无剖宫产指征时予以引产。②剖宫产:胎儿病情危重,产道条件欠佳,阴道分娩对胎儿不利,应行剖宫产结束分娩。

六、预后

FGR 的近期及远期并发症发病率均较高。近期并发症主要有新生儿窒息、低体温、低血糖、红细胞增多症等;远期并发症主要有脑瘫、智力障碍、行为异常、神经系统障碍;成年后高血压、冠状动脉粥样硬化性心脏病、糖尿病等心血管疾病及代谢性疾病的发病率较高,约为正常儿的 2 倍。

第二节 巨 大 儿

巨大胎儿的诊断标准并没有在国际上获得统一的共识,欧美国家的定义为胎儿体重达到或超过 4 500 g,我国定义为胎儿体重达到或超过 4 000 g。近年因营养过剩而致巨大胎儿的发生率明显上升,20 世纪 90 年代巨大胎儿的发生率比 20 世纪 70 年代增加一倍。国内发生率约为 7%,国外发生率为 15.1%,男胎多于女胎。巨大胎儿手术产率及死亡率均较正常胎儿明显增高,当产力、产道、胎位均正常时,常因胎儿过大导致头盆不称而发生分娩困难,如肩难产。

一、高危因素

常见高危因素:①糖尿病;②营养与孕妇体重;③过期妊娠;④经产妇;⑤父母身材高大;⑥高龄产妇;⑦有巨大胎儿分娩史;⑧种族的不同。

二、对母儿影响

(一)对母体的影响

(1)难产:①巨大儿头盆不称时发生率明显增加,临产后胎头不易入盆,往往阻隔在骨盆入口之上,可致第一产程延长。胎头下降缓慢,易造成第二产程延长;②巨大儿双肩径大于双顶径,若经阴道分娩,主要危险是肩难产,其发生率与胎儿体重成正比。肩难产处理不当可发生严重的阴道损伤和会阴裂伤甚至子宫破裂;产后可因分娩时盆底组织过度伸长或裂伤,发生子宫脱垂及阴道前后壁膨出。胎先露长时间压迫产道,容易发生尿瘘或粪瘘。手术产概率增加。

(2)产后出血及感染:子宫过度扩张、子宫收缩乏力、产程延长,易导致产后出血。

(二)对胎儿的影响

巨大胎儿难以通过正常产道,手术助产机会增加,可引起颅内出血、锁骨骨折、臂丛神经损伤及麻痹,严重时甚至死亡。

新生儿并发症增加,新生儿低血糖、新生儿窒息发生率增加。

三、病史及临床表现

孕妇多存在高危因素,如孕妇肥胖或身材高大,合并糖尿病,有巨大胎儿分娩史或为过期妊娠。孕期体重增加迅速,常在孕晚期出现呼吸困难,腹部沉重及两肋部胀痛等症状。

腹部检查:腹部明显膨隆,宫高>35 cm。触诊胎体大,先露部高浮,若为头先露,多数胎头跨耻征为阳性。听诊时胎心清晰,但位置较高。若宫高(cm)+腹围(cm)≥140 cm,巨大儿的可能性较大。

四、辅助检查

利用超声测量胎儿双顶径、股骨长、腹围及头围等各项生物指标,可监测胎儿的生长发育情况。超声预测胎儿体重,对较小的胎儿和早产儿有一定的准确性,但对于巨大胎儿的预测有一定的难度,目前没有证据支持哪种预测方法更有效。巨大胎儿的胎头双顶径往往会>10 cm,此时需进一步测量胎儿腹围,若介于35~40 cm 间,用于预测巨大儿的单项超声指标是非常有意义的,其次需要测量胎儿肩径及胸径,当肩径及胸径大于头径者,需警惕肩难产的发生。

五、处理

(一)妊娠期

详细询问病史,定期做孕期检查及营养指导,对既往有巨大胎儿分娩史或妊娠期疑为巨大胎儿者,应监测血糖,排除糖尿病。若确诊为糖尿病,则应积极治疗,控制血糖,并于足月后根据胎盘功能及糖尿病控制情况等综合评估,决定终止妊娠的时机。

(二)分娩期

根据宫高、腹围、超声检查,尽可能准确推算胎儿体重,并结合骨盆测量决定分娩方式。

1.剖宫产

非糖尿病孕妇的胎儿估计体重≥4 500 g,糖尿病孕妇的胎儿估计体重≥4 000 g,建议剖宫产终止妊娠。

2.经阴道分娩

对于估计胎儿体重≥4 000 g,<4 500 g而无糖尿病者,可阴道试产,但需放宽剖宫产指征。产时应充分评估,必要时可用产钳助产,同时做好处理肩难产的准备工作。分娩后应行宫颈及阴道检查,了解有无软产道损伤,并预防产后出血。

(三)预防性引产

对妊娠期发现巨大胎儿可疑者,目前的证据并不支持进行预防性引产。因为预防性引产并不能改善围生儿结局,不能降低肩难产率,反而可能增加剖宫产率。

(四)新生儿处理

预防新生儿低血糖,应在生后30分钟监测血糖。于出生后1~2小时开始喂糖水,早开奶。轻度低血糖者可口服葡萄糖纠正,严重者静脉滴注。新生儿易发生低钙血症,应补充钙剂,多用10%葡萄糖酸钙1 mL/kg加入葡萄糖液中静脉滴注。

第三节　胎儿窘迫

胎儿在宫内有缺氧征象危及胎儿健康和生命者,称为胎儿窘迫。胎儿窘迫是一种由于胎儿缺氧而表现的呼吸、循环功能不全综合征,是当前剖宫产的主要适应证之一。胎儿窘迫主要发生在临产过程,于第一产程末及第二产程多见,也可发生在妊娠后期。发病率各个国家报道不一,一般在10.0%~20.5%。产前及产时胎儿窘迫是围生儿死亡的主要原因。

一、病因

通过子宫胎盘循环,母体将氧输送给胎儿,CO_2从胎儿排入母体,在输送、交换过程中任一环节出现障碍,均可引起胎儿窘迫。

(一)母体血氧含量不足

如产妇患严重心肺疾病或心肺功能不全、妊娠期高血压疾病、高热、重度贫血、失血性休克、仰卧位低血压综合征等,均使母体血氧含量降低,影响对胎儿的供氧。

导致胎儿缺氧的母体因素如下。①微小动脉供血不足:如妊娠期高血压疾病;②红细胞携氧量不足:如重度贫血、一氧化碳中毒等;③急性失血:如前置胎盘、胎盘早剥等;④各种原因引起的休克与急性感染发热;⑤子宫胎盘血运受阻:急产或不协调性子宫收缩乏力等,缩宫素使用不当引起过强宫缩;产程延长,特别是第二产程延长;子宫过度膨胀,如羊水过多和多胎妊娠;胎膜早破等。

(二)胎盘、脐带因素

脐带和胎盘是母体与胎儿间氧及营养物质的输送传递通道,其功能障碍必然影响胎儿获得所需氧及营养物质。常见胎盘功能低下:妊娠期高血压疾病、慢性肾炎、过期妊娠、胎盘发育障碍(过小或过大)、胎盘形状异常(膜状胎盘、轮廓胎盘等)和胎盘感染、胎盘早剥等。常见脐带血运受阻:如脐带脱垂、脐带绕颈、脐带打结引起的母儿间循环受阻。

(三)胎儿因素

严重的心血管疾病,呼吸系统疾病,胎儿畸形,母儿血型不合,胎儿宫内感染,颅内出血,颅脑损伤等。

二、病理生理

胎儿血氧降低、二氧化碳蓄积从而出现呼吸性酸中毒。初期通过自主神经反射,兴奋交感神经,肾上腺儿茶酚胺及皮质醇分泌增多,使血压上升及心率加快。若继续缺氧,则转为兴奋迷走神经,使胎心率减慢。缺氧继续发展,刺激肾上腺分泌活动增加,再次兴奋交感神经,胎心由慢变快,说明胎儿已处于代偿功能极限,提示为病情严重。无氧糖酵解增加,导致丙酮酸、乳酸等有机酸增加,转为代谢性酸中毒,胎儿血 pH 下降,细胞膜通透性加大,胎儿血钾增加。胎儿在宫内呼吸运动加强,导致混有胎粪的羊水吸入,出生后延续为新生儿窒息及吸入性肺炎。胎儿肠蠕动亢进,肛门括约肌松弛,胎粪排出。若在孕期慢性缺氧情况下,可出现胎儿发育及营养不良,形成胎儿生长受限,临产后易发生进一步缺氧。

三、临床表现

根据胎儿窘迫发生速度可分为慢性胎儿窘迫及急性胎儿窘迫2类。

(一)慢性胎儿窘迫

慢性胎儿窘迫多发生在妊娠末期,往往延续至临产并加重。其原因多因孕妇全身性疾病或妊娠期疾病引起的胎盘功能不全或胎儿因素所致。临床上除可发现母体存在引起胎盘供血不足的疾病外,还发生胎儿宫内生长受限。孕妇体重、宫高、腹围持续不长或增长很慢。

(二)急性胎儿窘迫

急性胎儿窘迫主要发生在分娩期,多因脐带因素(如脐带脱垂、脐带绕颈、脐带打结)、胎盘早剥、宫缩强且持续时间长及产妇低血压、休克引起。

四、辅助检查

(一)胎心率变化

胎心率(fetal-heart-rate,FHR)是了解胎儿是否正常的一个重要标志,胎心率的改变是急性胎儿窘迫最明显的临床征象:①胎心率>160次/分,尤其是>180次/分,为胎儿缺氧的初期表现(孕妇心率不快的情况下);②随后胎心率减慢,胎心率<110次/分,尤其是<100次/分伴频繁晚期减速,为胎儿危险征;③电子胎心监护图像出现以下变化,应诊断为胎儿窘迫。出现频繁的晚期减速,多为胎盘功能不良;重度可变减速的出现,多为脐带血运受阻表现;若同时伴有晚期减速,表示胎儿缺氧严重,情况紧急。在美国国家儿童健康与人类发展研究院(NICHD)2008年更新的电子胎心监护结果判读标准中,将图形进行三级分类,分类Ⅰ为正常图形,分类Ⅱ为不确定图形,分类Ⅲ为异常图形(表6-1),临床处理时根据三级分类采取不同的处理措施。

表6-1 FHR的三级分类及解释系统(NICHD)

Ⅰ型:FHR图形的分类Ⅰ包含以下各项
(1)基线率:110~160 bpm
(2)FHR基线变异性:中度
(3)晚期减速或可变减速:不存在
(4)早期减速:存在与否均可
(5)加速:存在与否均可

Ⅱ型:FHR 图形的分类Ⅱ包含除分类Ⅰ与分类Ⅲ的所有其他类型的 FHR 图形

Ⅲ型:FHR 图形的分类Ⅲ包含以下任意一种情况

(1)不存在 FHR 基线变异并伴有以下任意一种情况:反复的晚期减速;反复的可变减速;心动过缓

(2)正弦曲线图形

(二)胎动计数

胎动<10 次/12 小时为胎动减少,是胎儿窘迫的重要表现。取侧卧位,保持注意力集中,2 小时至少出现 10 次胎动。临床上常可见胎动消失,24 小时后胎心突然消失,应予警惕。急性胎儿窘迫初期,表现为胎动过频,继而转弱及次数减少,直至消失,也应予以重视。

(三)胎心监护

首先进行无应激试验(NST),NST 无反应型需进一步行宫缩应激试验或催产素激惹试验,宫缩应激试验或催产素激惹试验阳性高度提示存在胎儿宫内窘迫。

(四)胎儿脐动脉血流测定

胎儿脐动脉血流速度波形测定是一项胎盘功能试验,对怀疑有慢性胎儿窘迫者可行此监测。通过测定收缩期最大血流速度与舒张末期血流速度的比值(S/D)提示胎儿胎盘循环的阻力情况,反映胎盘的血流灌注。高危妊娠孕晚期 S/D>3.0 提示胎儿预后不良,28 周前 S/D 对胎儿的意义还有待研究。舒张末期血流是最重要的脐血流监测指标,舒张末期血流缺失提示胎儿有宫内缺氧风险,若孕周大于 34 周则建议终止妊娠;舒张末期脐血流倒置提示有胎死宫内风险,若孕周达 28 周即建议立即终止妊娠。

(五)胎盘功能检查

测定血浆 E_3 并动态连续观察,若急骤减少 30%～40%,表示胎儿胎盘功能减退,胎儿可能存在慢性缺氧。

(六)生物物理相监测

在 NST 监测的基础上应用 B 超监测胎动、胎儿呼吸、胎儿张力及羊水量,综合评分了解胎儿在宫内的安危状况。

Manning 评分结果。①10 分:无急慢性缺氧;②8 分:急慢性缺氧的可能性小;③6 分:可疑急慢性缺氧;④4 分:可能有急慢性缺氧;⑤2 分:急性缺氧或伴慢性缺氧;⑥0 分:急慢性缺氧。在根据 Manning 评分结果决定治疗措施时需结合孕周等其他产科因素。

(七)羊水胎粪污染

胎儿可以在宫内排出胎粪,影响胎粪排出的最主要因素是孕周,孕周越大,羊水胎粪污染的概率越高。某些高危因素也会增加胎粪排出的概率,例如妊娠期肝内胆汁淤积症。10%～20%的分娩中会出现胎粪污染,羊水中胎粪污染不是胎儿窘迫的征象。出现羊水胎粪污染时,如果胎心监护正常,不需要进行特殊处理;如果胎心监护异常,存在宫内缺氧情况,会引起胎粪吸入综合征,造成胎儿不良结局。

(八)胎儿头皮血血气测定

头皮血血气分析应在电子胎心监护异常的基础上进行。头皮血 pH 7.20～7.24 为病理前期,可能存在胎儿窘迫,应立即进行宫内复苏,间隔 15 分钟复查血气分析值;pH 7.15～7.19 提示胎儿酸中毒及窘迫,应立即复查,如 pH 仍≤7.19,除外母体酸中毒后应在 1 小时内结束分娩;pH＜7.15 是严重胎儿窘迫的危险信号,需迅速结束分娩。

五、诊断

根据病史、胎动变化及有关检查可以做出诊断。

六、鉴别诊断

主要是综合考虑判断是否确实存在胎儿窘迫。

七、处理

(一)慢性胎儿窘迫

应针对病因处理,视孕周、有无胎儿畸形、胎儿成熟度和窘迫的严重程度决定处理。

(1)定期做产前检查,估计胎儿情况尚可者,应嘱孕妇取侧卧位减少下腔静脉受压,增加回心血流量,使胎盘灌注量增加,改善胎盘血供应,延长孕周数。每天吸氧提高母血氧分压,根据情况做 NST 检查,每天进行胎动计数。

(2)情况难以改善:接近足月妊娠,估计在娩出后胎儿生存机会极大者,为减少宫缩对胎儿的影响,可考虑行剖宫产。如胎肺尚未成熟,可在分娩前 48 小时使用地塞米松促进胎儿肺泡表面活性物质的合成,预防呼吸窘迫综合征的发生。

如果孕周小,胎儿娩出后生存可能性小,应将情况向家属说明,做到知情选择。

(二)急性胎儿窘迫

(1)若宫内窘迫达严重阶段必须尽快结束分娩,其指征如下:①胎心率持续低于 110 次/分或高于 180 次/分,伴羊水Ⅱ～Ⅲ度污染;②羊水Ⅲ度污染,伴羊水过少;③持续胎心率缓慢,达 100 次/分以下;④胎心监护反复出现晚期减速或出现重度可变减速,胎心率60 次/分以下持续 60 秒以上;⑤胎心图基线变异消失伴晚期减速。

(2)积极寻找原因并排除,如心衰、呼吸困难、贫血、脐带脱垂等。改变体位左侧或右侧卧位,以改变胎儿脐带的关系,增加子宫胎盘灌注量。持续吸氧提高母体血氧含量,以提高胎儿的氧分压。宫颈尚未完全扩张,胎儿窘迫情况不严重,可行吸氧、左侧卧位,观察 10 分钟,若胎心率变为正常,可继续观察。若因使用缩宫素而宫缩过强造成胎心率异常减缓者,应立即停止滴注或用抑制宫缩的药物,继续观察是否能转为正常。若无显效,应行剖宫产术。施术前做好新生儿窒息的抢救准备。宫口开全,胎先露已达坐骨棘平面以下 3 cm,吸氧同时尽快助产经阴道娩出胎儿。

第四节　死　　胎

妊娠 20 周后胎儿在子宫内死亡,称死胎;胎儿在分娩过程中死亡称死产,属于死胎的一种。

一、病因

(一)胎儿缺氧

胎儿缺氧是造成死胎最常见的原因,占死胎的一半。引起缺氧的因素有以下几种。

1.母体因素

(1)微小动脉供血不足:妊娠期高血压疾病,全身小动脉痉挛,子宫胎盘血流量减少,绒毛缺血缺氧。

(2)红细胞携氧量不足:妊娠合并重度贫血、心衰、肺心病者,红细胞携氧量不足。

(3)出血性疾病:各种因素导致的产前出血、子宫破裂、子宫局部胎盘血供障碍。

(4)其他合并症与并发症:妊娠合并糖尿病、妊娠期肝内胆汁淤积症、孕妇的溶血性疾病、严重的感染、抗磷脂抗体综合征、多胎妊娠等。

2.胎儿因素

严重的胎儿心血管系统功能障碍、胎儿畸形的结构异常和(或)遗传异常易发生流产和死胎。

3.胎盘因素及脐带异常

各种引起母儿气体和营养物质交换的子宫胎盘功能不全和胎盘结构异常(胎盘早剥、前置胎盘);脐带先露、脐带脱垂、脐带缠绕及脐带打结等可使胎儿与母体的血流交换中断,导致胎儿缺氧死亡。

(二)遗传因素和染色体畸变

遗传基因突变或妊娠期使用对胎儿有致畸作用的药物、接触放射线、化学毒物等可使遗传基因发生突变,致染色体畸变,最终导致胎儿死亡。

二、病理

(一)胎体变化

胎儿死亡后皮肤脱落,呈暗红色,颅骨重叠,内脏器官变软而脆,称浸软胎。羊水吸收后,胎儿身体各脏器及组织互相压迫、干枯,称压扁胎。双胎妊娠时胎儿死亡,另一个继续妊娠,已死亡胎儿枯干似纸质,称为纸样胎。

(二)凝血功能障碍

胎儿死亡 4 周以上,退行性变的胎盘组织释放促凝物质,激活母体凝血系统,引起 DIC。

三、临床表现及诊断

(1)孕妇感胎动消失,腹部不再继续长大,乳房松软变小。胎儿在宫内死亡时间越长,分娩时越易发生 DIC。

(2)腹部检查发现宫底高度小于停经月份,无胎动及胎心音。

四、辅助检查

超声检查可以确诊。胎动和胎心消失,若胎儿死亡已久,可见颅骨重叠、颅板塌陷、颅内结构不清,胎儿轮廓不清,胎盘肿胀。

新生儿尸检与胎儿附属物检查,染色体核型分析和染色体微阵列分析提供遗传诊断。

五、处理

凡确诊死胎,无论死亡时间长短均应积极处理,处理前做好与患者及家属的沟通。

(1)胎儿死亡不久可直接引产,术前详细询问病史,判断是否合并易导致产后出血及产褥感染的疾病,如肝炎、血液系统疾病等,及时给予治疗。

(2)胎儿死亡超过4周应常规检查凝血功能,包括纤维蛋白原、血小板计数、凝血酶原时间等,若纤维蛋白原<1.5 g/L,血小板计数<100×10⁹/L,应给予肝素治疗,待凝血指标恢复正常后再实施引产,术前应备新鲜血,以防产后出血和感染。

(3)引产方法如下。①羊膜腔内注射依沙吖啶引产;②高浓度缩宫素引产:用缩宫素前可以先口服己烯雌酚5 mg或戊酸雌二醇3 mg,每天3次,连用5天,以提高子宫平滑肌对缩宫素的敏感性;③米非司酮配伍前列腺素引产:用于妊娠28周前,非瘢痕子宫;④妊娠28周前,瘢痕子宫,制订个体化引产方案。妊娠28周后的引产应参照相关指南实施。尽量阴道分娩,若死胎已近足月,宫口开大后可考虑给予毁胎。在引产过程中若出现先兆子宫破裂需行剖宫取胎术。必要时于产时取羊水做细菌培养及衣原体培养,胎盘娩出后应详细检查胎盘、脐带,对不明原因胎死宫内者,应争取尸检,以明确死亡原因。产后注意子宫收缩,严密观察产后出血,应用抗生素预防感染。

第五节　多胎妊娠

一次妊娠宫腔内同时有两个或两个以上胎儿时称多胎妊娠。近年辅助生殖技术广泛开展,多胎妊娠发生率明显增高。世界各地单卵双胎的发生率比较一致,为3.5‰;而双卵双胎和多胎妊娠的发生率变化较大,受到年龄、孕产次、种族、促排卵药物和辅助生育技术等多种因素的影响。本节主要讨论双胎妊娠。

一、双胎的类型及特点

(一)双卵双胎

由两个卵细胞分别受精形成两个受精卵,约占双胎妊娠的70%。由于双胎的遗传基因不完全相同,所以与两次单胎妊娠形成兄弟姐妹一样,双卵双胎的两个胎儿的性别、血型可以相同或不同,而外貌、指纹等表型不同。胎盘多为分离的两个,也可融合成一个,但胎盘内血液循环各自独立。胎盘胎儿面见两个羊膜腔,中间隔有两层羊膜、两层绒毛膜。

同期复孕两个卵细胞在短时期内不同时间受精而形成的双卵双胎。检测HLA型别可识别精子的来源。

(二)单卵双胎

一个卵细胞受精后分裂形成两个胎儿,约占双胎妊娠的30%。形成原因不明。单卵双胎的遗传基因完全相同,故两个胎儿性别、血型及其他各种表型完全相同。由于受精卵在早期发育阶段发生分裂的时间不同,可形成以下4种类型。

1.双羊膜囊双绒毛膜单卵双胎

在受精后72小时内分裂,形成两个独立的受精卵、两个羊膜囊,羊膜囊间隔有两层绒毛膜、两层羊膜,胎盘为两个或一个。此种类型占单卵双胎的30%左右。

2.双羊膜囊单绒毛膜单卵双胎

受精卵在受精72小时后至8天内分裂,胚胎发育处于囊胚期,即已分化出滋养细胞,羊膜囊尚未形成。胎盘为一个,两个羊膜囊间仅隔有两层羊膜。此种类型约占单卵双胎的68%。

3.单羊膜囊单绒毛膜单卵双胎

受精卵在受精后9~13天内分裂,此时羊膜囊已形成,故两个胎儿共存于一个羊膜腔内,共有一个胎盘。此类型占单卵双胎的1%~2%。

4.联体双胎

受精卵在受精13天后分裂,此时原始胚盘已形成,机体不能完全分裂成两部分,导致不同形式的联体双胎,如两个胎儿共有一个胸腔或共有一个头部等。寄生胎也是联体双胎的一种形式,发育差的内细胞团被包入正常发育的胚胎体内,常位于胎儿的上腹部腹膜后,胎体的发育不完整。联体双胎的发生率为单卵双胎的1/1 500。

二、病史及临床表现

双卵双胎多有家族史,孕前曾用过促排卵药或体外受精多个胚胎移植。要注意的是,试管婴儿受孕成功的双胎并非完全为双卵双胎,亦可能为单卵双胎。双胎妊娠恶心、呕吐等早孕反应重。中期妊娠后体重增加迅速,腹部增大明显,下肢水肿、静脉曲张等压迫症状出现早而明显。妊娠晚期常有呼吸困难,活动不便。

三、辅助检查

(一)产科检查

子宫大于停经月份,妊娠中、晚期腹部可触及多个小肢体;胎头较小,与子宫大小不成比例;不同部位可听到两个胎心,其间有无音区,或同时听诊,1分钟两个胎心率相差10次以上。产后做胎盘和胎膜的病理学检查有助于判断双胎类型。

(二)超声检查

超声检查对诊断及监护双胎有较大帮助,还可筛查胎儿结构畸形,如联体双胎、开放性神经管畸形等。

(三)绒毛膜性判断

双胎的预后取决于绒毛膜性,而并非合子性。由于单绒毛膜性双胎特有的双胎并发症较多,因此在孕早期进行绒毛膜性判断非常重要。在孕6～10周,可通过宫腔内孕囊数目进行绒毛膜性判断,若宫腔内为两个孕囊,则为双绒毛膜性双胎,若仅见一个孕囊,则单绒毛膜性双胎可能性较大。在孕11～13^{+6}周,可以通过判断胎膜与胎盘插入点呈"双胎峰"或者"T"字征来判断双胎的绒毛膜性。前者为双绒毛膜性双胎,后者为单绒毛膜性双胎。此时,还可以检测双胎的颈项透明层厚度来预测唐氏综合征发生的概率。早孕期之后,绒毛膜性的检测难度增加,此时可以通过胎儿性别、两个羊膜囊间隔厚度、胎盘是否独立做综合判断。

四、双胎并发症

(一)孕产妇的并发症

1.贫血

双胎并发贫血是单胎的2～3倍,与铁及叶酸缺乏有关。

2.妊娠期高血压疾病

双胎并发妊娠期高血压疾病可高达40%,比单胎高3～4倍,且一般发病早、程度重,容易出现心肺并发症。

3.羊水过多及胎膜早破

双胎羊水过多发生率约12%,单卵双胎发生急性羊水过多应警惕双胎输血综合征的发生。约14%的双胎并发胎膜早破,可能与宫腔压力增高有关。

4.胎盘早剥

双胎妊娠发生胎盘早剥的风险为单胎妊娠的3倍,可能与妊娠期高血压疾病发病率增加有关;双胎第一胎儿娩出后宫腔容积骤然缩小,是胎盘早剥的另一常见原因。

5.宫缩乏力

双胎子宫肌纤维伸展过度,常并发原发性宫缩乏力,致产程延长。

6.产后出血

经阴道分娩的双胎,其平均产后出血量≥500 mL。这与子宫过度膨胀导致宫缩乏力以及胎盘附着面积增大有关。

(二)围生儿并发症

围生儿发病率和死亡率增高,其主要原因如下。

1.早产

双胎妊娠的早产风险为单胎妊娠的7~10倍,多因胎膜早破、宫腔内压力过高及严重母儿并发症所致。

2.脐带异常

单绒毛膜单羊膜囊双胎为极高危的双胎妊娠,脐带缠绕和打结而发生宫内意外可能性较大。脐带脱垂也是双胎常见并发症,多发生在双胎胎位异常或胎先露未衔接出现胎膜早破时,以及第一胎儿娩出后,第二胎儿娩出前,是胎儿急性缺氧死亡的主要原因。

3.胎头交锁及胎头碰撞

前者多发生在第一胎儿为臀先露、第二胎儿为头先露者。分娩时第一胎儿头部尚未娩出,而第二胎儿头部已入盆,两个胎头颈部交锁,造成难产;后者两个胎儿均为头先露,同时入盆,胎头碰撞引起难产。

4.胎儿畸形

双卵双胎和单卵双胎妊娠胎儿畸形的发生率分别为单胎妊娠的2倍和3倍。有些畸形为单卵双胎特有,如联体双胎、一胎无心畸形(即双胎动脉反向灌注序列)等。

5.胎儿生长发育不一致

双绒毛膜性双胎如两胎儿体重差异在 25％以上,可考虑双胎生长发育不一致,其原因不明,可能与胎儿拥挤、胎盘占蜕膜面积相对较小或一胎畸形有关。单绒毛膜性双胎发生生长发育不一致的概率增加,亦称为选择性生长受限(selective fetal growth restriction,SFGR),诊断依据主要是小胎儿体重估测位于该孕周第 10 百分位以下。其发病原因主要为胎盘分配不均,FGR 胎儿通常存在脐带边缘附着或帆状插入。可通过小胎儿脐动脉多普勒血流是否存在异常对胎儿生长受限进行分型。

6.双胎输血综合征

双胎输血综合征(twin to twin transfusion syndrome,TTTS)是单绒毛膜双羊膜囊双胎的严重并发症。通过胎盘间的动-静脉吻合支,血液从动脉向静脉单向分流,使一个胎儿成为供血儿,另一个胎儿成为受血儿,造成供血儿贫血、血容量减少,致使生长受限、肾灌注不足、羊水过少,甚至因营养不良而死亡;受血儿血容量增多、动脉压增高、各器官体积增大、胎儿体重增加,可发生充血性心力衰竭、胎儿水肿、羊水过多。TTTS 的诊断主要依据为产前超声诊断:①单绒毛膜性双胎;②双胎出现羊水量改变,一胎羊水池最大深度>8 cm 并且另一胎<2 cm 即可诊断。有时供血儿出现羊水严重过少,被挤压到子宫的一侧,成为"贴附儿"。TTTS 如果不经治疗,胎儿的死亡率高达 90％以上。

五、处理

(一)妊娠期处理及监护

1.补充足够营养

进食高热量、高蛋白质、高维生素以及必需脂肪酸的食物,注意补充铁、叶酸及钙剂,预防贫血及妊娠期高血压疾病。

2.防治早产

防治早产是双胎产前监护的重点。双胎孕妇应增加休息时间,减少活动量。产兆若发生在 34 周以前,应给予宫缩抑制剂。一旦出现宫缩或阴道流水,应住院治疗。孕期经阴道超声宫颈长度测定来预测早产的发生。双胎妊娠的糖皮质激素促胎肺成熟方案与单胎妊娠相同。

3.及时防治妊娠期并发症

妊娠期应注意血压及尿蛋白变化,发现妊娠期高血压疾病应及时治疗。妊娠期间,应注意孕妇有无瘙痒主诉,动态观察血胆酸及肝功能变化,发现妊娠肝内胆汁淤积症应及早治疗。

4.监护胎儿生长发育情况及胎位变化

对于双绒毛膜性双胎,定期(每4周一次)超声监测胎儿生长情况。对于单绒毛膜性双胎,应该每2周超声监测胎儿生长发育以期早期发现TTTS或SFGR。超声发现双胎胎位异常,一般不予纠正。妊娠晚期确定胎位对于选择分娩方式有帮助。

(二)单绒毛膜性双胎及其特有并发症的处理

如果在妊娠26周之前确诊为TTTS,可在胎儿镜下用激光凝固胎盘表面可见的血管吻合支,胎儿存活率可以得到大大提高。对于较晚发现的TTTS合并羊水过多,可采取快速羊水减量术。对于严重的SFGR或者单绒毛膜性双胎一胎合并畸形或双胎动脉反应灌注序列,可采用选择性减胎术(射频消融术或脐带电凝术),减去FGR胎儿或畸形胎儿。

(三)终止妊娠指征

(1)单绒毛膜性双胎出现严重的特殊并发症,如TTTS或SFGR,为防止一胎死亡对另一胎儿产生影响。

(2)母亲有严重并发症,如子痫前期或子痫,不能继续妊娠时。

(3)预产期已到但尚未临产,胎盘功能减退者。

(四)终止妊娠时机

对于双胎终止妊娠时机选择,目前仍有不同观点。多数专家认为,双绒毛膜性双胎分娩孕周可在38~39周。如果不合并并发症,单绒毛膜性双胎的分娩孕周一般为35~37周,一般不超过37周。严重SFGR和TTTS围生儿发病率和死亡率均增高,在严密监护下可期待至32~34周分娩。单绒毛膜单羊膜囊双胎发生脐带缠绕打结的概率较高,分娩孕周亦为32~34周。

(五)分娩期处理

多数双胎能经阴道分娩。产程中应注意:①产妇需有良好的体力精力分娩,故保证产妇足够的营养摄入量及睡眠十分重要;②严密观察胎心变化,有条件的情况下每个胎儿都接受连续胎心监护;③注意宫缩及产程进展,如宫缩仍乏力,可在严密监护下,给予低浓度缩宫素静脉滴注;④第二产程必要时行会阴后侧切开,减轻胎头受压。第一胎儿娩出后,胎盘侧脐带必须立即夹紧,以防第二胎儿失血。助手应在腹部固定第二胎儿为纵产式,并密切观察胎心、宫缩,及时行阴道检查了解胎位及排除脐带脱垂,极早发现胎盘早剥。如无异常,等待自然分娩;若等待 15 分钟仍无宫缩,可行人工破膜并静脉滴注低浓度缩宫素,促进子宫收缩。若发现脐带脱垂、胎盘早剥、第二胎横位,立即行产钳助产、内倒转术、臀牵引术等阴道助产术,甚至是剖宫产术,迅速娩出胎儿。

双胎如有下列情况之一,应考虑剖宫产:①第一胎儿为肩先露、臀先露;②联体双胎孕周>26 周;③单胎妊娠的所有剖宫产指征,如短期不能分娩的胎儿窘迫、严重妊娠并发症等;④单绒毛膜单羊膜囊双胎。

无论阴道分娩还是剖宫产,均需积极防治产后出血:①临产时应备血;②胎儿娩出前需建立静脉通路;③在第二胎儿娩出后立即使用宫缩剂,并使其作用维持到产后 2 小时。

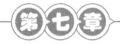

妊娠合并症

第一节　妊娠合并心脏病

妊娠合并心脏病的发病率各国报道为 1%～4%,是孕产妇死亡的重要原因之一。随着产科出血、感染和高血压引起孕产妇死亡的减少,妊娠合并心脏病对孕妇的危害日益突出。

一、妊娠合并心脏病对母儿的影响

在妊娠 32～34 周、分娩期及产后 3 天内是全身血液循环变化最大、心脏负担最重的时期,极易诱发心力衰竭和心律失常,有器质性心脏病的孕产妇常在此时因心脏负担加重,极易诱发心力衰竭、亚急性感染性心内膜炎、缺氧、发绀、静脉栓塞和肺栓塞,临床上应给予高度重视。妊娠合并心脏病变程度严重、有发绀者往往由于缺氧,易发生胎儿生长受限、胎儿窘迫、早产;同时,由于严重心脏病需早期终止妊娠,故围生儿死亡率高。其次,先天性心脏病孕妇,其子代发生先天性心脏病的机会增高,故孕期应加强对胎儿的超声筛查。

二、妊娠合并心脏病的孕前评估

美国纽约心脏病协会(NHYA)1994 年开始采用下列心功能分级方案衡量心脏病患者的心功能状态,依据患者对一般体力活动的耐受程度,将心脏病患者心功能分为 I ～ IV 级。

I 级:进行一般体力活动不受限制。

II 级:进行一般体力活动稍受限制,活动后心悸、轻度气短,休息时无症状。

III 级:一般体力活动显著受限制,休息时无不适,轻微日常工作即感不适、心悸、呼吸困难,或既往有心力衰竭史。

Ⅳ级:不能进行任何体力活动,休息时仍有心悸、呼吸困难等心力衰竭表现。

三、心脏病患者对妊娠耐受能力的判断

能否安全度过妊娠期、分娩期及产褥期,取决于心脏病的种类、病变程度、是否手术矫治、心功能级别以及具体医疗条件等因素。

(一)可以妊娠

心脏病变较轻,心功能Ⅰ～Ⅱ级,既往无心力衰竭史,亦无其他并发症者,妊娠后经密切监护,适当治疗多能耐受妊娠和分娩。

(二)不适宜妊娠

心脏病变较重、心功能Ⅲ～Ⅳ级;既往有心脏并发症病史,如有心力衰竭史;有症状的心律失常和心肌梗死,短暂性脑缺血发作,肺水肿;有中、重度肺动脉高压;左心室收缩功能减退(射血分数<40%)、二尖瓣面积<2 cm^2,主动脉瓣面积<1.5 cm^2,左心室输出峰压斜率>4.0 kPa(30 mmHg);右向左分流型心脏病、活动风湿热、联合瓣膜病、心脏病并发细菌性心内膜炎、急性心肌炎的患者;年龄在35岁以上、心脏病病程较长者,妊娠期发生心力衰竭的可能性极大。不宜妊娠的妇女必须严格避孕,若已妊娠,应在妊娠早期行治疗性人工流产术。

四、妊娠合并心脏病的种类及其对妊娠的影响

随着诊疗技术的不断提高,85%的先天性心脏病患者均可存活至成年。而广谱抗生素的广泛应用,以往发病率较高的风湿性心脏病逐年减少。因此,在妊娠合并心脏病中,先天性心脏病最常见,占35%～50%,其次为风湿性心脏病。妊娠期高血压性心脏病、围生期心肌病、心肌炎、各种心律失常、贫血性心脏病等在妊娠合并心脏病中也占有一定比例。

(一)先天性心脏病

1.左向右分流型

(1)房间隔缺损:最常见的先天性心脏病,占20%左右。对妊娠的影响取决于缺损的大小。缺损面积<1 cm^{2}者多无症状,仅在体检时被发现,多能耐受妊娠及分娩;缺损面积较大,在左向右分流基础上合并肺动脉高压,右心房压力增加,可引起右向左分流出现发绀,有发生心力衰竭的可能。房间隔缺损>2 cm^{2}者,最好在孕前行手术矫治后再妊娠。

(2)室间隔缺损:对于小型缺损,若既往无心力衰竭史,也无其他并发症者,妊娠期很少发生心力衰竭,一般能顺利度过妊娠与分娩。室间隔缺损较大,常伴

有肺动脉高压,妊娠期发展为右向左分流或艾森门格综合征,出现发绀和心力衰竭,妊娠期危险性大,应于孕早期行人工流产终止妊娠。

(3)动脉导管未闭:较多见,在先心病中占20%～50%,由于儿童期可手术治愈。较大分流的动脉导管未闭,孕前未行手术矫治者,由于大量动脉血流向肺动脉,肺动脉高压使血流逆转出现发绀,从而诱发心力衰竭。若孕早期已有肺动脉高压或有右向左分流者,宜人工终止妊娠。未闭动脉导管口径较小,肺动脉压正常者,妊娠期一般无症状,可继续妊娠至足月。

2.右向左分流型

较常见的有法洛四联症及艾森门格综合征等。此类患者对妊娠期血容量增加和血流动力学改变的耐受力极差,妊娠时母体和胎儿死亡率可达30%～50%。这类心脏病妇女不宜妊娠,若已妊娠也应尽早终止。经手术治疗后心功能为Ⅰ～Ⅱ级者,可在严密观察下继续妊娠。

3.无分流型

主要有肺动脉口狭窄、主动脉缩窄、马方综合征等。此类先心病对妊娠的耐受性取决于病变程度和心脏代偿功能,中、重度异常死亡率较高,应避孕或孕早期终止妊娠。

(二)风湿性心脏病

风湿性心脏病以单纯性二尖瓣狭窄最多见,占2/3～3/4。部分为二尖瓣狭窄合并关闭不全。主动脉瓣病变少见。心功能为Ⅰ～Ⅱ级、从未发生过心力衰竭及并发症的轻度二尖瓣狭窄孕妇,无明显血流动力学改变,孕期应进行严密监护,可耐受妊娠。二尖瓣狭窄越严重,血流动力学改变越明显,妊娠的危险性越大。伴有肺动脉高压的患者,应在妊娠前纠正二尖瓣狭窄,已妊娠者应在孕早期终止妊娠。

(三)妊娠期高血压性心脏病

妊娠期高血压性心脏病指以往无心脏病的病史,在妊娠期高血压疾病的基础上,突然发生以左心衰竭为主的全心衰竭者。这是由于冠状动脉痉挛,心肌缺血,周围小动脉阻力增加,水、钠潴留及血黏度增加等,加重了心脏负担而诱发急性心力衰竭。

(四)围生期心肌病

围生期心肌病是指既往无心血管疾病史,妊娠最后3个月至产后6个月内发生的累及心肌为主的一组临床综合征。发病较年轻,再次妊娠可复发,50%的病例于产后 6 个月内完全或接近完全恢复。临床表现主要为劳累后气急、乏力，进而出现夜间阵发性呼吸困难、端坐呼吸等充血性心力衰竭的症状。容易继发肺部感染，严重者继发右心衰竭，出现水肿、腹胀、食欲缺乏。心电图示左心室肥大、ST 段及 T 波异常改变，常伴有各种心律失常。胸部 X 线片见心脏普遍增大、心脏搏动减弱和肺淤血。超声心动图显示心腔扩大、搏动普遍减弱、左心室射血分数减低，局部心室壁可增厚，有时可见附壁血栓。

五、妊娠合并心脏病对孕妇的影响

妊娠期子宫增大、胎盘循环建立、外周血阻力降低，母体代谢率增高，母体对氧及循环血液的需求量增加。因此，循环血容量从妊娠早期开始增加直至整个孕期，妊娠 34 周时达高峰，至孕末期血容量可增加 30%～45%。妊娠早期引起心排血量变化，孕 4～6 个月时增加最多，平均较非妊娠期增加 30%～50%。心排血量受孕妇体位影响极大，约 5% 的孕妇可因体位改变使心排血量减少出现不适，如"仰卧位低血压综合征"。分娩期子宫收缩，产妇屏气用力及胎儿娩出后子宫突然缩复，回心血量增加，进一步加重心脏负担，每次宫缩时心排血量约增加 24%。产褥期组织间潴留的液体也开始回到体循环，血流动力学发生一系列急剧变化。因此，妊娠合并心脏病对孕妇的主要影响为心力衰竭、亚急性感染性心内膜炎、缺氧、发绀、静脉栓塞和肺栓塞。

六、妊娠合并心脏病的诊断

由于妊娠期正常的生理性变化，可以出现一系列酷似心脏病的症状和体征，如心悸、气短、踝部水肿、乏力、心动过速等。心脏检查可以有轻度心界扩大、心脏杂音。妊娠还可使原有心脏病的某些体征发生变化，增加确诊的难度。以下为有意义的诊断依据。

(1)妊娠前有心悸、气急或心力衰竭史，或体检曾被诊断有器质性心脏病，或曾有风湿热病史。

(2)临床表现：劳力性呼吸困难、经常性夜间端坐呼吸、咯血、胸闷、胸痛等。

(3)出现发绀、杵状指、持续性颈静脉怒张，心脏听诊有舒张期杂音或粗糙的Ⅲ级以上全收缩期杂音。有心包摩擦音、舒张期奔马律、交替脉。

(4)心电图有严重的心律失常，如心房颤动、心房扑动、三度房室传导阻滞、ST 段及 T 波异常改变等。

(5)X 线检查心脏显著扩大，尤其个别心腔扩大者。

(6)超声心动图检查显示心腔扩大、心肌肥厚、瓣膜运动异常、心内结构异常。

七、妊娠合并心脏病的孕期监护

心脏病孕产妇的主要死亡原因是心力衰竭和感染。有心脏病育龄妇女应行孕前咨询,明确心脏病类型、病变程度、心功能状态,并确定能否妊娠。允许妊娠者一定要从早孕期开始,定期进行产前检查。在心力衰竭易发的3段时期(妊娠32～34周、分娩期及产后3天内)应重点监护。

(一)妊娠期

1.终止妊娠

不宜妊娠的心脏病孕妇,应在孕12周前行人工流产,但随孕妇年龄增大,风险也越高。若妊娠已超过12周,终止妊娠需要手术的危险性不亚于继续妊娠和分娩。对顽固性心力衰竭病例,应与内科医师配合,在严格监护下行剖宫取胎术。

2.定期产前检查

定期产前检查能极早发现心衰的早期征象。在妊娠20周前,应每2周至少由产科和内科医师检查1次。妊娠20周后,尤其是妊娠32周以后,发生心衰的机会增加,产前检查应每周1次。发现早期心力衰竭征象,应立即住院治疗。孕期经过顺利者,亦应在妊娠孕36～38周提前住院待产。

3.注意早期心力衰竭的征象

轻微活动后即出现胸闷、心悸、气短;休息时心率每分钟超过110次,呼吸每分钟超过20次;夜间常因胸闷而坐起呼吸,或到窗口呼吸新鲜空气;肺底部出现少量持续性湿啰音,咳嗽后不消失。

4.心力衰竭的预防和治疗

(1)孕期应适当控制体重,以免加重心脏负担。施行高蛋白、高维生素、低盐、低脂肪饮食。孕16周后,每天食盐量不超过4～5 g。

(2)治疗各种引起心力衰竭的诱因:预防感染,尤其是上呼吸道感染;纠正贫血;治疗心律失常;防治妊娠期高血压疾病和其他合并症与并发症。

(3)心力衰竭的治疗:与未孕者基本相同。但孕妇对洋地黄类药物的耐受性较差,需注意毒性反应。为防止产褥期组织内水分与强心药同时回流入体循环引起毒性反应,常选用发挥作用和排泄较快的制剂,如地高辛。妊娠晚期严重心力衰竭的患者,可与内科医师联合控制心力衰竭同时行紧急剖宫产娩出胎儿,减轻心脏负担,以挽救孕妇生命。

(二)分娩期

妊娠晚期应提前选择适宜的分娩方式。

1.分娩方式的选择

心功能为Ⅰ～Ⅱ级、胎儿不大、胎位正常、宫颈条件良好者,可考虑在严密监护下经阴道分娩。非产科因素的剖宫产指征:心功能为Ⅲ～Ⅳ级,严重的肺动脉高压和严重的主动脉狭窄,主动脉根部扩张>45 mm的马方综合征等。剖宫产可减少产妇因长时间宫缩所引起的血流动力学改变,减轻心脏负担。

2.分娩期处理

自第一产程开始,安慰及鼓励产妇,消除紧张情绪。适量应用地西泮、哌替啶等镇静剂。产程开始后即应给予抗生素预防感染。第二产程避免屏气增加腹压,应行会阴侧切术、胎头吸引术或产钳助产术,尽可能缩短第二产程。胎儿娩出后,于产妇腹部放置沙袋,以防腹压骤降而诱发心力衰竭。要防止产后出血过多而加重心肌缺血,诱发先心病致使发绀及心力衰竭。可静脉注射或肌内注射缩宫素10～20 U,禁用麦角新碱,以防静脉压增高。产后出血过多者,应适当输血、输液,但需控制输液速度。

(三)产褥期

产后3天内,尤其24小时内仍是发生心力衰竭的危险时期,产妇需充分休息并密切监护。应用广谱抗生素预防感染,直至产后1周左右,无感染征象时停药。心功能Ⅲ级及以上者不宜哺乳。

(四)心脏手术的指征

妊娠期血流动力学改变使心脏储备能力下降,影响心脏手术后的恢复,加之术中用药及体外循环对胎儿的影响,一般不主张在孕期手术,尽可能在幼年、孕前或延至分娩后进行心脏手术。若妊娠早期出现循环障碍症状,孕妇又不愿做人工流产,内科治疗效果不佳且心脏手术操作不复杂,可考虑手术治疗。孕期心脏手术的孕妇死亡率与非孕期相似,但流产率增加。手术复杂程度和体外循环时间直接影响胎儿死亡率,建议孕妇采用常温体外循环。

(五)心脏手术后的妊娠

心脏手术后心功能为Ⅲ～Ⅳ级者不宜妊娠。单纯房间隔或室间隔缺损修补术、动脉导管结扎术、根治性法洛四联症术后的孕妇通常能较好地耐受妊娠和分娩期的血流动力学变化。而风湿性心脏病行人工瓣膜置换术后的孕妇应该特别关注。机械瓣膜经久耐用、手术效果好、患者心功能可得到很好的改善,但容易引起血栓,需终身抗凝,许多抗凝剂对孕妇和胎儿都有明确的不良反应,如华法林可引起胎儿出血、畸形、发育障碍等。生物瓣膜置换者无须长期口服抗凝剂,可以避免妊娠期间抗凝剂对孕妇、胎儿的各种不良反应。

第二节　妊娠合并甲状腺功能异常

妊娠期间各种内分泌腺处于活跃状态,各器官、系统均会发生一系列的生理变化,对甲状腺功能均会产生直接或间接的影响。

一、妊娠期甲状腺功能的变化

受体内胎盘激素等的影响,妊娠期孕妇甲状腺处于相对活跃状态,甲状腺体积增大。甲状腺结合球蛋白水平升高,血清总 T_4(TT_4)浓度随之增加,产生高甲状腺素血症,故 TT_4 的指标在妊娠期不能反映循环甲状腺激素的确切水平。绒毛膜促性腺激素(HCG)增加,可反馈抑制甲状腺激素(thyroid stimulating hormone,TSH)分泌,妊娠期女性血清 TSH 可低于传统下限。因此,妊娠期甲状腺功能与非孕期不同,美国甲状腺学会(ATA)指南提出不同孕期 TSH 正常参考值范围,即妊娠早期0.1～2.5 mU/L,妊娠中期 0.2～3.0 mU/L,妊娠晚期0.3～3.0 mU/L。

二、妊娠期甲状腺功能减退症

(一)对妊娠的影响

妊娠期甲状腺功能减退症(简称甲减)会损害后代的神经智力发育,增加早产、流产、低体重儿、死胎和妊娠期高血压疾病等患病风险,必须给予治疗。

(二)诊断标准

TSH>妊娠期特异正常参考值上限,血清游离 T_4 浓度低于妊娠期特异正常参考值下限。若妊娠早期 TSH>10 mU/L,无论游离 T_4 浓度是否降低,都应诊断为临床甲减,但这一结论尚未取得学术界共识。

(三)处理

一旦确定临床甲减,立即开始治疗,尽早达到治疗目标。治疗目标为达到妊娠各期血清 TSH 的正常范围,药物应选择左甲状腺素(L-T_4)治疗。已患临床甲减妇女若计划妊娠,需要将血清 TSH 控制到＜2.5 mU/L 水平后妊娠。临床甲减妇女妊娠1~20 周甲状腺功能的监测频度是每 4 周 1 次,妊娠 26~32 周至少应检测 1 次血清甲状腺功能指标。临床甲减孕妇产后 L -T_4 剂量应降至孕前水平,并需要在产后 6 周复查血清 TSH 水平,调整 L -T_4 剂量。

三、妊娠期甲状腺功能亢进

(一)对妊娠的影响

轻症或经治疗能控制的甲状腺功能亢进(简称甲亢),通常对妊娠影响不大。重症或未经系统治疗的甲亢,容易引起流产、早产、胎儿生长受限。抗甲亢药物可通过胎盘屏障进入胎儿体内,有可能造成胎儿甲状腺功能减退(简称甲减)、新生儿甲状腺功能减退或甲亢。有些药物对胎儿尚有致畸作用,如甲巯咪唑、[131]I等。

(二)临床表现与诊断

多数甲亢孕妇于妊娠前有甲状腺疾病的现病史或既往史,诊断并不困难。轻症甲亢或妊娠期首次发现的甲亢,有时与正常妊娠时的代谢变化不易区别。甲亢的临床症状及体征:心悸,休息时心率超过 100 次/分,食欲很好、进食多的情况下孕妇体重未能按孕周增加,脉压增大＞6.7 kPa(50 mmHg),怕热多汗,皮肤潮红,皮温升高,突眼,手震颤,腹泻。实验室检查是诊断甲亢的重要方法(表 7-1)。

表 7-1　甲状腺功能实验室检查

检查项目	正常妇女	孕妇	妊娠合并甲亢
基础代谢率(%)	＜+15	+20~+30	＞+30
血清总甲状腺激素(nmol/L)	64~167	轻度增高	明显增高
血清三碘甲状腺原氨酸(nmol/L)	1.8~2.9	轻度增高	明显增高
甲状腺素结合球蛋白(mg/L)	13~25	轻度增高	明显增高
血清游离 T_3(pmol/L)	6.0~11.4	轻度增高	明显增高
血清游离 T_4(pmol/L)	18~38	轻度增高	明显增高
促甲状腺激素(mIU/L)	2~20	正常	明显减低

甲亢孕产妇在手术、分娩、感染及各种应激的情况下,有发生甲亢危象的可能。表现为高热 39 ℃以上、脉率＞140 次/分、脉压增大、焦虑、烦躁、大汗淋漓,恶心、厌食、呕吐及腹泻等消化道症状,可伴脱水、休克、心律失常及高心排血量

心衰或肺水肿。若处理不及时,孕产妇死亡率较高,需及早防治。

(三)处理

已患甲亢的妇女最好在甲状腺功能恢复正常后考虑妊娠。[131]I 治疗的甲亢患者至少需要在碘治疗结束 6 个月后妊娠。

妊娠期甲亢的处理原则是控制甲亢发展,通过治疗安全渡过妊娠及分娩。甲亢不是终止妊娠的适应证,除非伴甲亢性心脏病及高血压等重症病例,才考虑终止妊娠。病情轻者给予适量镇静剂,卧床休息,尽量少用抗甲状腺药物。分娩前应以药物控制。若胎儿已成熟,在基本控制甲亢的基础上适时终止妊娠,并注意预防甲亢危象。甲亢控制的目标是使血清游离 T_4 浓度接近或者轻度高于参考值的上限。

1.药物治疗

控制妊娠期甲亢,妊娠早期优先选择丙基硫氧嘧啶(propylthiouracil,PTU)。妊娠中、晚期优先选择甲巯咪唑。初始用量 PTU 400 mg/d,病情减轻或稳定后(一般 4~6 周)应逐渐减量至初始剂量的 25%,不可骤然停药。用药期间密切观察病情变化,包括安静时脉率、脉压、食欲等和血清游离 T_3、游离 T_4 等指标。注意监测药物的肝毒性。

2.手术治疗

妊娠期间原则上不采取手术疗法治疗甲亢。如果确实需要,甲状腺切除术选择的最佳时机是妊娠中期的后半期,孕中期手术和麻醉的妊娠丢失率约6.5%,故手术仅适用于内科治疗失败、伴有喘鸣、呼吸困难、吞咽困难明显的甲状腺肿或疑有癌变者。

3.产科处理

(1)妊娠期:甲亢孕妇易发生胎儿生长受限,孕期应加强监护。避免感染、精神刺激和情绪波动,避免甲亢危象发生。妊娠 37~38 周入院监护,并决定分娩方式。

(2)分娩期:甲亢控制良好者,除产科因素外,应尽量经阴道分娩。临产后给予精神安慰、减轻疼痛、吸氧、补充能量、缩短第二产程。病情控制不满意或未治疗者,分娩有诱发甲亢危象的可能,可放宽剖宫产指征。无论经阴道分娩还是剖宫产均应预防感染,预防甲状腺危象。

4.新生儿的处理

出生时取脐血检测 T_3、T_4。注意新生儿甲状腺大小,有无杂音,有无甲亢或甲减的症状和体征。

5.产后哺乳问题

部分甲亢患者产后有病情加重倾向,不但需要继续用药,而且要增加药量。PTU可以通过乳腺到达乳汁,但乳汁含PTU量很少,24小时内乳汁含量为母亲口服量的0.07%,故产后哺乳是安全的。如能定期监测新生儿甲状腺功能则更理想。

6.甲状腺危象的抢救措施

(1)PTU:服用剂量加倍,以阻断甲状腺激素的合成,一旦症状缓解应及时减量。

(2)碘溶液:能迅速抑制与球蛋白结合的甲状腺激素水解,减少甲状腺激素向血中释放。给予PTU后1小时,开始口服饱和碘化钾,5滴/次,每6小时1次,每天20~30滴。碘化钠溶液0.5~1.0 g加于10%葡萄糖液500 mL静脉滴注。病情好转后减量,一般使用3~7天停药。

(3)普萘洛尔每次10~20 mg,口服,每天3次,以控制心率。

(4)地塞米松10~30 mg静脉滴注。

(5)对症治疗:包括高热时用物理降温及药物降温,必要时用人工冬眠;纠正水、电解质紊乱及酸碱失衡。

(6)及时终止妊娠:病情稳定2~4小时后终止妊娠,以行剖宫产为宜。

第三节　妊娠合并病毒性肝炎

病毒性肝炎是由肝炎病毒引起、以肝细胞变性坏死为主要病变的传染性疾病。根据病毒类型分为甲型、乙型、丙型、丁型、戊型等,其中以乙型最为常见。甲型肝炎病毒(hepatitis A virus,HAV)主要经消化道传播,感染后可获得持久免疫力,不造成慢性携带状态,母婴传播罕见,临床症状较轻,肝功能衰竭发生率低。乙型肝炎病毒(hepatitis B virus,HBV)主要经血液传播,但母婴传播是其重要的途径。HBV感染时年龄越小,成为慢性携带者的概率越高,发展为肝纤维化、肝硬化、肝癌的可能性越大,且在妊娠期更容易进展为重型肝炎。丙型肝炎病毒主要通过输血、血制品、母婴等途径传播,重型肝炎少见,易转为慢性肝炎,进展为肝硬化、肝癌。丁型肝炎病毒需伴随 HBV 而存在。戊型肝炎病毒主要经消化道传播,极少发展为慢性肝炎。妊娠合并重症肝炎是我国孕产妇死亡的主要原因之一。

一、病史及临床表现

(一)病史

患者有与病毒性肝炎患者密切接触史,半年内曾接受输血、注射血制品史等。

潜伏期:①甲型病毒性肝炎——平均约为 30 天。②乙型病毒性肝炎——平均约为 90 天。③丙型病毒性肝炎——平均约为 50 天(输血所致)。④戊型病毒性肝炎——平均约为 40 天。

(二)症状、体征

(1)非特异性症状:不适、乏力、食欲下降。

(2)流感样症状:头痛、全身酸痛、畏寒发热。

(3)消化道症状:恶心、呕吐、腹部不适、右上腹疼痛、腹胀、腹泻。

(4)其他:身目黄染、皮肤瘙痒,严重时并发多器官功能衰竭。

(5)体征:黄疸、肝区叩痛、肝大、脾大。

二、辅助检查与诊断

(一)血清病原学检测

1.甲型病毒性肝炎

(1)HAV-IgM 阳性代表近期感染。

(2)HAV-IgG 阳性代表急性期后期和恢复期。

2.乙型病毒性肝炎

(1)HBsAg:阳性是 HBV 感染的特异性标志,滴度高低与乙型病毒性肝炎传染性强弱相关。

(2)HBsAb:是保护性抗体,阳性表示机体有免疫力,不易感染 HBV。

(3)HBeAg:阳性是 HBV 大量存在的标志,滴度反映传染性的强弱,如存在的时间超过 12 周将视为 HBV 慢性感染。

(4)HBeAb:阳性表示血清中病毒颗粒减少或消失,传染性减弱。

(5)HBcAb:IgM 型阳性见于急性乙型病毒性肝炎急性活动期,IgG 型见于乙型病毒性肝炎恢复期和慢性 HBV 感染。

3.丙型病毒性肝炎

单项丙型肝炎病毒抗体阳性多为既往感染,不可作为抗病毒治疗的证据。

4.丁型病毒性肝炎

丁型肝炎病毒是一种缺陷的嗜肝 RNA 病毒,需依赖 HBV 的存在而复制和表达,伴随 HBV 引起的肝炎。

5.戊型病毒性肝炎

戊型肝炎病毒抗原检测困难,抗体出现较晚,在疾病急性期有时难以诊断,即使抗体阴性也不能排除诊断。

(二)临床分型

1.急性肝炎

病程在 24 周内。

(1)急性黄疸型:起病急常在出现消化道症状后约 1 周皮肤黏膜出现黄染、瘙痒,大便颜色变浅,小便呈茶水样。

(2)无黄疸型:起病相对较慢,因无黄疸,易被忽视。

2.慢性肝炎

病程在 24 周以上,分为轻度、中度和重度,标准见表 7-2。

表 7-2　慢性肝炎临床分度标准

	轻度	中度	重度
消化道症状	轻	中度	严重
转氨酶(U/L)	≤正常 3 倍	>正常 3 倍	>正常 3 倍
总胆红素(μmol/L)	<正常 2 倍	正常 2~5 倍	>正常 5 倍
血清蛋白(g/L)	>35	31~35	<31
A/G 比值	>1.5	1.1~1.5	<1.5
凝血酶原活动度PTA(%)	>70	60~70	<60
胆碱酯酶(U/L)	>5 400	4 500~5 400	<4 500

(三)重型肝炎的诊断标准

1.妊娠合并肝炎出现以下情况考虑重型肝炎

(1)黄疸迅速加深,每天上升>85.5 μmol/L,血清总胆红素>171 μmol/L。

(2)肝脏进行性缩小,肝浊音界缩小甚至消失,出现肝臭气味,肝功能明显异常。

(3)消化道症状严重,表现为食欲极度减退,频繁呕吐,腹胀,出现腹水。

（4）凝血功能障碍,全身有出血倾向,凝血酶原活动度＜40％。

（5）出现肝性脑病。

（6）出现肝肾综合征。

2.在临床工作中,一般出现以下3点可基本确立重型肝炎

（1）出现严重消化道症状。

（2）凝血酶原活动度＜40％。

（3）血清总胆红素＞171 μmol/L。

三、处理

(一)妊娠前处理

孕前育龄女性若检测无 HBV 抗体者应进行常规乙型肝炎疫苗接种,以预防妊娠期感染 HBV。若孕前有抗病毒指征,药物首选干扰素。干扰素的用药疗程一般在 48 周内,停药半年后可考虑妊娠。口服抗病毒药物需要长期治疗,最好采用替比夫定、泰诺福韦,该类药物可延续至妊娠期使用。

(二)妊娠期处理

1.妊娠早期

（1）积极治疗诱发肝炎活动的因素,如妊娠剧吐。

（2）可用于护肝的药物:多烯磷脂酰胆碱、门冬氨酸钾镁、还原型谷胱甘肽、复方甘草酸苷等对于胎儿影响不大。

（3）对于重症肝炎经积极内科处理,待病情好转后行人工流产。

2.妊娠中晚期

（1）积极内科处理,如出现流产、死胎应尽快终止妊娠。

（2）无流产、死胎等情况应积极保守治疗,不必急于终止妊娠。

（3）经积极治疗病情仍持续恶化发展至重症肝炎,可待病情有所稳定后选择时机终止妊娠。

3.妊娠合并病毒性肝炎的处理

在感染科的协助和指导下进行。

（1）护肝治疗:可用葡醛内酯、多烯磷脂酰胆碱、腺苷蛋氨酸、还原型谷胱甘肽、复方甘草酸苷等药物。

5％葡萄糖 500 mL＋葡醛内酯 0.4 g 静脉滴注 1 次/天;或 5％葡萄糖 500 mL＋还原型谷胱甘肽 1.2 g 静脉滴注 1 次/天;或 5％葡萄糖 150 mL＋复方甘草酸苷 30 mL 静脉滴注 1 次/天。

重症肝炎在治疗非重症肝炎治疗的基础上可加用以下处理:①10%葡萄糖250 mL+肝细胞再生因子40～120 mg静脉滴注,1次/天。②胰高血糖素加胰岛素疗法(疗程10～14天),10%葡萄糖300 mL+胰高血糖素1 mg+胰岛素8～10 U静脉滴注,1～2次/天。

(2)改善肝脏循环:5%葡萄糖250 mL+门冬氨酸钾镁10～20 mL静脉滴注,1次/天。

(3)营养支持改善宫内环境治疗:丹参注射液250 mL静脉滴注,1次/天;或10%葡萄糖500 mL+维生素C 2 g+三磷酸腺苷二钠40 mg+辅酶A 100 U静脉滴注,1次/天。

(4)降酶。

(5)注意补充各种维生素、微量元素,根据病情必要时补充清蛋白、血浆、冷沉淀等血制品。

(6)注意防治感染。

(7)防治肝性脑病:①避免使用镇静药物及大剂量利尿剂;②抑制肠道菌群,甲硝唑1.2 g/d、庆大霉素等;③抑制胃酸分泌过多,防治应激性溃疡,奥美拉唑40 mg/d或法莫替丁、西咪替丁、雷尼替丁;④降血氨,醋谷胺肌内注射或静脉滴注,100～600 mg/d,静脉滴注时可用5%～10%葡萄糖250 mL稀释后缓慢滴注;⑤乳果糖口服,酸化肠道,减少氨吸收;⑥肝安注射液250 mL+谷胱甘肽1.2 g静脉滴注,1次/天。

(8)防治凝血功能障碍:补充凝血因子,可输新鲜血浆、冷沉淀、纤维蛋白和凝血酶原复合物等。出现DIC时,在凝血功能监测下酌情应用低分子肝素治疗。产前4小时至产后12小时内不宜应用肝素。

(9)重症肝炎并发肾衰竭的处理:①严格限制液体入量,避免使用对肾脏有损害的药物,纠正水、电解质和酸碱平衡紊乱。②利尿剂的使用。心功能好的情况下,20%甘露醇125～250 mL静脉滴注,用后若出现无尿则要停药;呋塞米20～80 mg静脉推注,可时隔2～4小时重复使用。③无效时可考虑行血液透析。④注意防治感染,水、电解质代谢紊乱及酸碱平衡失调等并发症。

(三)产科处理

1.终止妊娠的时机

(1)经治疗病情明显好转,肝功能恢复,可根据产科实际情况选择终止妊娠的时机。

(2)治疗后病情无好转趋势,应于改善凝血功能后终止妊娠。

(3)出现严重产科并发症,如胎儿窘迫、胎盘早剥等。

(4)出现早产、临产,且临产无法抑制。

2.分娩方式

(1)阴道分娩仅适用于经产妇已临产、宫颈条件成熟估计短时间内可结束的分娩者。

(2)妊娠合并肝炎不是剖宫产指征,但相对阴道分娩,剖宫产可减轻肝功能损害,因而对于一般情况较差、肝炎病情较重特别是凝血功能欠佳的患者可放宽剖宫产指征。

(3)妊娠合并重症肝炎为减少出血、减少产褥感染、减少阴道分娩大量消耗体力等可加重肝功能损害的因素发生,主张剖宫产同时行子宫次全切除术。

第四节　妊娠合并急性胰腺炎

妊娠期急性胰腺炎并不常见,国内外报道其发病率为 $1/10\,000 \sim 1/1\,000$,但随着人们生活水平提高,饮食结构改变,其发病率呈上升趋势。妊娠期急性胰腺炎可发生于妊娠的任何时期,以妊娠中、晚期多见,其导致的母婴死亡率高达 37%。但随着医学技术的发展,妊娠期胰腺炎能得到早期诊断、早期治疗,母儿死亡率均显著降低。

一、妊娠期急性胰腺炎的病因

妊娠期急性胰腺炎的病因很多,以胆道疾病最为多见,约占 50%,其中胆石症占 $67\% \sim 100\%$。妊娠可增加胆石症和胆泥形成的风险,胆石嵌顿可引起胆道阻塞或肝胰壶腹部狭窄,使胆道内压力升高,当胆道内压力超过胰管内压力,胆汁逆流入胰管可引起急性胰腺炎。在妊娠中、晚期,增大的子宫可机械性压迫胆管和胰管,更容易引起胰液排出不畅,胰管内压增高,引起急性胰腺炎。妊娠期孕妇体内的胎盘催乳素和脂肪酶可使血清中的三酰甘油降解,释放出大量游离脂肪酸,不仅造成胰腺细胞的急性脂肪浸润,还可损伤胰腺细胞的毛细血管,造成胰腺微循环急性脂性栓塞,导致胰腺缺血和坏死。此外,妊娠期急性胰腺炎还与高血压疾病、甲状旁腺功能亢进诱发的高钙血症、噻嗪类利尿剂等药物的应用等有关。

二、临床表现及诊断

急性胰腺炎起病急骤,出现轻重不一的疼痛,轻者为钝痛,重者为持续性刀割样痛、绞痛或钻痛,可有阵发性加剧。疼痛部位多位于中、上腹部,可向腰背部放射,累及全胰腺则呈腰带状向腰背部放射痛,常在饱餐后 12～48 小时发病。多伴有恶心、呕吐、腹胀,呕吐后腹痛不减轻,腹痛以上腹为主,早期为反射性肠麻痹,严重时为炎症刺激所致。有腹水时腹胀明显,肠鸣音减弱或消失,排便、排气停止,并可出现血性或脓性腹水。有中度发热,发病 1～2 天后出现,持续 3～5 天。如发热持续不退或逐渐升高,应考虑继发感染。约 25%的患者出现黄疸。重症胰腺炎时患者出现休克,如诊治不及时,可出现全身性反应综合征、多器官功能障碍、胰腺脑病,甚至死亡。

体格检查常有中、上腹压痛,腹肌紧张,但在妊娠中、晚期因子宫增大掩盖而不典型。可有腹胀、肠鸣音消失等肠麻痹表现。少数重症胰腺炎患者因血液、胰酶或坏死组织沿腹膜间隙与肌层渗入腹壁下,在两侧胁腹部或脐部可出现瘀斑。溢出的胰液可刺激腹膜或膈肌引起腹水或胸腔积液。部分患者因低血钙出现手足抽搐,为预后不佳的表现。当患者有黄疸、休克、多器官功能障碍、全身性反应综合征或胰性脑病时,可出现皮肤发黄、血压低、四肢冰冷,甚至昏迷等相应的体征。

血清淀粉酶是诊断非妊娠期急性胰腺炎的主要实验室依据,但妊娠多伴有血清淀粉酶升高,妊娠中期血清淀粉酶可为妊娠早期的 4 倍,因此,在妊娠期血清淀粉酶的诊断特异性大大降低。因此,需连续监测血清淀粉酶,如持续升高仍有助于诊断。血清淀粉酶在起病后 6～12 小时开始升高,48 小时后开始下降,持续 3～5 天。血清淀粉酶升高＞500 U,超过正常值的 3 倍时有诊断价值。尿淀粉酶升高较晚,常在发病后 12～14 小时开始升高,但下降缓慢,持续 1～2 周。尿淀粉酶＞250 U 时有临床意义。胰腺是脂肪酶的唯一来源,因此血清脂肪酶对诊断急性胰腺炎有很高的特异性和灵敏性。血清脂肪酶一般在起病后 24～72 小时开始上升,持续 7～10 天。C 反应蛋白在胰腺坏死时明显升高。此外,由于腹内脂肪坏死与钙结合皂化导致血钙降低,且血钙降低程度与病情严重程度相关,当血钙低于 1.5 mmol/L 时提示预后不良。急性胰腺炎时,还可出现血糖、血清胰蛋白酶、血清谷草转氨酶、乳酸脱氢酶升高。

腹部超声可见胰腺肿大,胰内及胰周围回声异常;还可了解胆道及胆囊情况,后期对脓肿、钙化及假性脓肿亦有诊断意义。CT 可见胰腺肿大、边缘不规则,为急性胰腺炎的诊断提高较好的影像学依据,但因具有放射性,在妊娠期并不适用。磁共振胰胆管成像无放射性,能清楚的显示软组织,胰胆管系统成像效果也较好,但目前尚无明确的指南提出在妊娠期进行磁共振胰胆管成像检查。

妊娠期急性胰腺炎的诊断较非孕期困难。常会将其误诊为妊娠剧吐、消化性溃疡穿孔、胆囊炎、肝炎、肠梗阻及妊娠高血压等,需认真加以鉴别。

三、处理

妊娠期急性胰腺炎的治疗与非妊娠期基本一致,对于孕早期和孕中期的急性胰腺炎患者,治疗应以母亲为主,其次考虑胎儿因素。而对于妊娠晚期的急性胰腺炎患者,此时胎儿存活率高,治疗时应兼顾胎儿,如急性胰腺炎效果不佳,而胎儿娩出可存活时应及时终止妊娠。

急性胰腺炎一般都需禁食、胃肠减压、解痉止痛。在禁食期间,应保证患者的能量供应,部分患者甚至需要全胃肠外营养。积极补充体液及电解质,维持有效血容量。对于出现休克的重症胰腺炎患者,有时需输入清蛋白、血浆等以增加血容量,预防休克。应用生长抑素、抑肽酶、H_2受体阻滞剂或质子泵抑制剂减少胰液分泌。抑制胰腺外分泌及胰酶抑制剂:药物虽能通过胎盘,但病情危重时仍需权衡利弊使用。妊娠期急性胰腺炎来势凶猛,病情进展迅速,预后极差,是导致妊娠期母婴死亡率较高的疾病之一。早期确诊重症胰腺炎是降低母儿死亡率的关键。

以往认为早期使用抗生素能预防胰腺坏死合并感染,但已证实预防性使用抗生素并不能显著降低病死率。2013年中国急性胰腺炎诊治指南提出,非胆源性急性胰腺炎不推荐预防性使用抗生素,而对于胆源性急性胰腺炎或合并感染的急性胰腺炎应常规使用抗生素。使用抗生素时,应选择对胎儿无致畸作用的药物。

对于经非手术治疗48小时以上,病情无好转,出现胰腺坏死或感染,已形成胰腺脓肿,以及出现大量腹水的患者或出现严重并发症的患者需手术治疗。手术指征:①已形成胰腺脓肿、消化道瘘等;②合并胰胆管梗阻;③出现胰腺脓肿、假性囊肿等并发症,需切开引流的患者;④发现有胰腺坏死,出现腹膜后大量渗液压迫胰腺的患者;⑤尚不能确诊,疑有腹腔内脏器穿孔、内出血或严重腹膜炎的患者,需剖腹探查。

治疗过程中应严密监测胎儿宫内情况。此外,约60%的妊娠期急性胰腺炎患者出现早产,因此,在治疗过程中应视情况予抑制宫缩治疗,若胎儿早产无法避免,应予促胎肺成熟治疗以提高胎儿存活率。当出现胎儿宫内窘迫、胎儿宫内死亡以及明显的流产或早产征兆时,应及时终止妊娠。多数可自然分娩,产程中应严密监测产妇病情变化;胰腺炎病情较重时可适当放宽剖宫产指征。

第五节　妊娠合并急性阑尾炎

急性阑尾炎是妊娠期最常见的外科合并症之一。文献报道,妊娠期因消化系统外科急腹症行开腹手术的病例中,急性阑尾炎占 2/3。孕期急性阑尾炎的发病率为 2.4/10 000～10.1/10 000,多发生于妊娠早、中期。由于妊娠中期开始阑尾位置改变,阑尾炎的临床体征与非孕期不一致,诊断较非孕期困难,误诊率高达 26.2%,严重时约 20% 并发腹膜炎。并发腹膜炎时,流产和早产率均增加,总的流产率可达 15%。因此,早期诊断和及时处理对预后有重要影响。

一、妊娠期阑尾位置的变化

在妊娠初期,阑尾的位置与非妊娠期相似,阑尾根部的体表投影在右髂前上棘至脐连线中外 1/3 处(麦氏点)。随妊娠周数增加,因子宫增大,盲肠和阑尾的位置也随之向上、向外、向后移位。在妊娠 3 个月末位于髂嵴下 2 横指,5 个月末达髂嵴水平,8 个月末上升至髂嵴上 2 横指,妊娠足月可达胆囊区。随盲肠向上移位的同时,阑尾呈逆时针方向旋转,被子宫推向外、上、后方,阑尾位置相对较深,常被增大的子宫所覆盖。于产后 10～12 天恢复到非妊娠期水平。但也有研究者认为无论孕周多少,80% 的孕妇仍是表现为右下腹疼痛。

二、妊娠期阑尾炎的特点

妊娠并不诱发阑尾炎,但妊娠期阑尾位置改变使阑尾炎的体征常不典型,炎症不易被包裹与局限,容易弥散。阑尾炎穿孔继发弥漫性腹膜炎较非妊娠期高 1.5～3.5 倍。其原因如下。

(1)妊娠期盆腔血液及淋巴循环旺盛,毛细血管通透性增强,组织蛋白溶解能力加强。

(2)增大子宫将腹壁与有炎症的阑尾分开,使腹壁防卫能力减弱。

(3)大网膜被增大的子宫推移,难以包裹炎症,一旦穿孔不易使炎症局限。

(4)炎症波及子宫可诱发宫缩,宫缩又促使炎症扩散,易导致弥漫性腹膜炎。

(5)妊娠期阑尾位置上移及增大子宫的掩盖,急性阑尾炎并发局限性腹膜炎时,腹肌紧张等腹膜刺激征不明显,体征与实际病变程度不符,容易漏诊而延误治疗时机。

三、临床表现及诊断

妊娠期的急性阑尾炎临床表现不典型,容易造成漏诊、误诊。

妊娠早期急性阑尾炎的症状和体征与非妊娠期基本相同。即有腹痛,伴恶心、呕吐、发热;右下腹麦式点固定压痛、反跳痛或肌紧张;血白细胞计数增高等。70%~80%的患者有转移性右下腹痛。

妊娠中、晚期因增大的子宫使阑尾的解剖位置发生改变,临床表现常不典型。腹痛症状不典型或不明显;常无明显的转移性右下腹痛;阑尾位于子宫背面时,疼痛可能放射至右侧腰部;因阑尾位置较高,所以压痛点较高,压痛最剧烈部位甚至可以达到右肋下肝区;增大的子宫撑起腹壁,腹部压痛、反跳痛和肌紧张常不明显,使局限性腹膜炎体征不典型;由于妊娠期有生理性白细胞计数增多,白细胞计数超过 $15 \times 10^9/L$ 才有诊断意义,但也有白细胞计数无明显升高者。

四、鉴别诊断

妊娠期急性阑尾炎的鉴别诊断较困难。在妊娠早期,若症状典型诊断多无困难,但要与卵巢囊肿蒂扭转、妊娠黄体破裂、右侧输卵管妊娠破裂等相鉴别。妊娠中期需要鉴别的疾病有卵巢囊肿蒂扭转、右侧肾盂积水、急性肾盂肾炎、右输尿管结石、急性胆囊炎、圆韧带综合征等。妊娠晚期要与分娩先兆、胎盘早剥、妊娠期急性脂肪肝、子宫肌瘤红色变性等相鉴别。产褥期急性阑尾炎有时与产褥感染不易区别。

五、处理

妊娠期急性阑尾炎确诊后首选手术治疗。一旦高度怀疑急性阑尾炎,应在积极抗感染治疗和维持水、电解质及酸碱平衡的同时,立即手术。如一时难以明确诊断,又高度怀疑急性阑尾炎时,应积极剖腹探查,以免延误病情。

在妊娠早、中期发生的急性阑尾炎,可选择行腹腔镜阑尾切除术,在术中要注意操作,避免刺激子宫而诱发宫缩,术后 3~4 天应给予保胎治疗。在妊娠晚期发生的急性阑尾炎,考虑因子宫增大致阑尾位置的改变,腹腔镜手术因视野受限而寻找阑尾困难,可选择行开腹阑尾切除术。以下情况可先行剖宫产再行阑尾切除:①阑尾穿孔并发弥漫性腹膜炎,盆腔感染严重,子宫及胎盘已有感染征象;②近预产期或胎儿近成熟,已具备体外生存能力;③病情严重,危及孕妇生命,而术中暴露阑尾困难。术后继续抗感染治疗。

需继续妊娠者,应选择对胎儿影响小、敏感的广谱抗生素。建议用头孢类或青霉素类药物。阑尾炎厌氧菌感染占 75%～90%,应选择针对厌氧菌的抗生素。有资料表明,在术中取阑尾分泌物行细菌培养＋药敏试验,对指导术后抗生素使用有帮助。

第六节　妊娠合并糖尿病

妊娠期间的糖尿病包括 2 种情况:一种是妊娠前已有糖尿病的患者妊娠,称为孕前糖尿病(pregestational diabetes mellitus,PGDM);另一种是妊娠后首次发生的糖尿病,又称为妊娠糖尿病(gestational diabetes mellitus,GDM)。糖尿病孕妇中 90%以上为 GDM。随着 GDM 的诊断标准的变更,GDM 发病率明显上升,达 15%以上。大多数 GDM 患者产后糖代谢异常能恢复正常,但20%～50%将来发展成糖尿病。妊娠期糖尿病对母儿均有较大危害,应引起重视。

一、妊娠对糖代谢的影响

妊娠期糖代谢的主要特点是葡萄糖需要量增加、胰岛素抵抗增加和胰岛素分泌相对不足,导致部分孕妇发生 GDM。

(一)葡萄糖需要量增加

妊娠时母体发生适应性改变,如母体对葡萄糖的利用增加,肾血流量及肾小球滤过率增加,胰岛素清除葡萄糖能力增加,夜间母体葡萄糖不断转运到胎儿体内都可使孕妇空腹血糖比非孕时偏低。

(二)胰岛素抵抗和胰岛素分泌相对不足

胎盘合成的胎盘生乳素、雌激素、孕激素以及肿瘤坏死因子、瘦素等细胞因子均具有拮抗胰岛素的功能,使孕妇组织对胰岛素的敏感性下降。妊娠期胰岛 β 细胞功能代偿性增加,以促进胰岛素分泌,这种作用随孕期进展而增加。胎盘娩出后,胎盘所分泌的抗胰岛素物质迅速消失,孕期胰岛素抵抗状态逐渐恢复。

二、糖尿病对妊娠的影响

取决于血糖升高出现的时间、血糖控制情况、糖尿病的严重程度以及有无并发症。

(一)糖尿病对孕妇的影响

(1)孕早期自然流产发生率增加:多见于 PGDM 孕妇,孕前及妊娠早期高血糖,导致胎儿畸形发生,严重者胎儿发育停止,最终发生流产。所以,糖尿病妇女宜在血糖控制接近或达到正常后再考虑妊娠。

(2)易并发妊娠期高血压疾病:为正常妇女的 3~5 倍,尤见于糖尿病病程长伴微血管病变者。糖尿病并发肾病变时,妊娠期高血压疾病发生率达 50% 以上。

(3)糖尿病患者抵抗力下降,易合并感染,以泌尿生殖系统感染最常见。

(4)羊水过多,其发生率较非糖尿病孕妇多 10 倍。可能与胎儿高血糖、高渗性利尿导致胎尿产生增多有关。

(5)因巨大胎儿发生率明显增高,肩难产、产道损伤、手术产的概率增高。产程延长易发生产后出血。

(6)糖尿病酮症酸中毒,主要见于血糖控制不佳的 1 型糖尿病孕妇。

(二)对胎儿的影响

1.胎儿畸形

高于非糖尿病孕妇 2~3 倍。早孕期高血糖环境是胎儿畸形的高危因素。缺氧及糖尿病治疗药物等也与胎儿畸形有关。

2.巨大儿

孕妇的血糖依赖浓度梯度通过胎盘屏障,使胎儿长期处于高血糖状态,刺激胎儿胰岛 β 细胞增生,产生大量胰岛素。胰岛素通过作用于胰岛素受体或增加胰岛素样生长因子 1 的生物活性,活化氨基酸转移系统,促进蛋白、脂肪合成和抑制脂解作用,促进胎儿生长。

3.胎儿生长受限

胎儿生长受限主要见于 PGDM 孕妇,长期存在的高血糖影响胎盘功能,尤其是严重糖尿病伴有血管病变者,其次是 GDM 孕妇饮食控制过度。

(三)对新生儿的影响

1.新生儿呼吸窘迫综合征

孕妇高血糖刺激胎儿胰岛素分泌增加,形成高胰岛素血症。后者具有拮抗糖皮质激素、促进肺泡 Ⅱ 型细胞表面活性物质合成及释放的作用,使胎儿肺表面活性物质产生及分泌减少,致使胎儿肺成熟延迟。

2.新生儿低血糖

新生儿脱离母体高血糖环境后,高胰岛素血症仍存在,若不及时补充糖,容易发生新生儿低血糖,严重时危及新生儿生命。

3.新生儿红细胞增多症

胎儿高胰岛素血症使机体耗氧量加大,造成慢性宫内缺氧,诱发红细胞生成素产生增多,刺激胎儿骨髓外造血而引起红细胞生成增多。

4.新生儿高胆红素血症

红细胞增多症的新生儿出生后大量红细胞被破坏,胆红素产生增多,造成新生儿高胆红素血症。

5.其他

低钙血症和低镁血症等的发生率,均较正常妊娠的新生儿高。

三、临床表现

凡有糖尿病家族史(尤其是直系亲属)、孕前体重≥90 kg、孕妇出生体重≥4 000 kg,孕妇曾有多囊卵巢综合征、不明原因流产、死胎、巨大儿或畸形儿分娩史,本次妊娠胎儿偏大或羊水过多者应警惕患糖尿病。因 GDM 患者通常无症状,而糖尿病对母儿危害较大,故所有孕 24~28 周的孕妇均应做糖筛查试验,妊娠 28 周后首次就诊的孕妇就诊时应尽早行口服葡萄糖耐量试验(OGTT)。

四、辅助检查

(一)口服葡萄糖耐量试验(OGTT)

目前我国采用葡萄糖 75 g 的 OGTT 诊断糖尿病。我国妊娠合并糖尿病诊治推荐指南标准:禁食至少 8 小时,试验前连续 3 天正常饮食,检查时,5 分钟内口服含 75 g 葡萄糖的液体 300 mL,分别抽取孕妇服糖前及服糖后 1、2 小时的静脉血,测定血糖水平。3 项血糖值应分别低于 5.1 mmol/L、10.0 mmol/L、8.5 mmol/L,任何一项血糖值达到或超过上述标准即诊断为 GDM。

(二)空腹血糖(fasting plasma glucose,FPG)测定

孕妇具有 GDM 高危因素或者医疗资源缺乏地区,建议妊娠 24~28 周首先检查 FPG。FPG≥5.1 mmol/L,可以直接诊断 GDM,不必行 OGTT;FPG<4.4 mmol/L,发生 GDM 可能性极小,可以暂时不行 OGTT。如果 FPG≥4.4 mmol/L且<5.1 mmol/L时,应尽早行 OGTT。

五、诊断

孕前糖尿病已经确诊或有典型的糖尿病三多一少症状的孕妇,于孕期较易

确诊。但 GDM 孕妇常无明显症状,有时空腹血糖可能正常,容易漏诊和延误治疗。

PGDM 的诊断:妊娠前糖尿病已确诊者孕期诊断容易。若孕前从未做过血糖检查,首次产前检查时需明确是否存在糖尿病,妊娠早期血糖升高达到以下任何一项标准应诊断为 PGDM:①FPG≥7.0 mmol/L。②75 g 口服葡萄糖耐量试验(OGTT),服糖后 2 小时血糖≥11.1 mmol/L。③患者伴有典型的高血糖症状或高血糖危象,同时随机血糖≥11.1 mmol/L。

六、处理

处理原则为维持血糖正常范围,减少母儿并发症,降低围生儿死亡率。PGDM 孕期发生并发症及母儿不良结局的风险更高,因此我们应加强妊娠合并糖尿病的综合管理以改善母儿结局。

(一)妊娠期处理

妊娠期处理包括血糖控制及母儿监护。

1.妊娠期血糖控制标准

空腹或三餐前 30 分钟≤5.3 mmol/L;餐后 2 小时≤6.7 mmol/L;夜间不低于 4.4 mmol/L。全天无低血糖表现。

(1)饮食治疗:所有糖尿病及 GDM 患者均需要接受饮食治疗。大约 90% 的 GDM 仅需要控制饮食量与种类,即能维持血糖在正常范围。每天摄入总能量应根据不同妊娠前体重和妊娠期的体重增长速度而定,见表 7-3。热卡分配:碳水化合物占 50%～60%,蛋白质占 15%～20%,脂肪占 25%～30%;早餐摄入 10%～15% 热卡,午餐和晚餐各占 30%,每次加餐(共 3 次)可各占 5%～10%。

表 7-3 孕妇每天能量摄入量及妊娠期体重增长标准

妊娠期 BMI (kg/m²)	能量系数 kcal/(kg·d)	妊娠期体重 增长值(kg)	妊娠中晚期每周体重增长值	
			均数	范围
<18.5	35～40	12.5～18.0	0.51	0.44～0.58
18.5～24.9	30～35	11.5～16.0	0.42	0.35～0.50
>25.0	25～30	7.0～11.5	0.28	0.23～0.33

(2)运动疗法:运动疗法可降低妊娠期基础胰岛素抵抗,每餐 30 分钟后进行一种低～中等强度的有氧运动对母儿无不良影响,可自 10 分钟开始,逐步延长至 30 分钟。

(3)药物治疗:大多数 GDM 孕妇通过生活方式的干预即可使血糖达标,不能达标的 GDM 孕妇应首先推荐应用胰岛素控制血糖。目前,口服降糖药物二甲双胍和格列本脲在 GDM 孕妇中应用的安全性和有效性不断被证实,但我国尚缺乏相关研究,且这 2 种口服降糖药均未纳入我国妊娠期治疗糖尿病的注册适应证。

糖尿病孕妇经饮食治疗 3～5 天后,测定 24 小时的末梢血糖(血糖轮廓试验),包括夜间血糖、三餐前 30 分钟及三餐后 2 小时血糖及尿酮体。如果空腹或餐前血糖≥5.3 mmol/L,或餐后 2 小时血糖≥6.7 mmol/L,或调整饮食后出现饥饿性酮症,增加热量摄入后血糖又超过妊娠期标准者,应及时加用胰岛素治疗。

孕早期,由于早孕反应,可产生低血糖,因此,胰岛素有时需减量。随孕周增加,体内抗胰岛素物质产生增多,胰岛素用量应不断增加。胰岛素用量高峰时间在妊娠 32～34 周,一部分患者妊娠晚期胰岛素用量减少。目前应用最普遍的一种方法是中效胰岛素和超短效或短效胰岛素联合使用,即三餐前注射超短效或短效胰岛素,睡前注射中、长效胰岛素。从小剂量开始应用,逐渐调整至理想血糖标准。

产程中,孕妇血糖波动很大,由于体力消耗大,进食少,易发生低血糖。因此,产程中停用所有皮下注射胰岛素,每 1～2 小时监测一次血糖。

产褥期,随着胎盘排出,体内抗胰岛素物质急剧减少,胰岛素所需量明显下降。胰岛素用量应减少至产前的 1/3～1/2,并根据产后空腹血糖调整用量。多在产后 1～2 周胰岛素用量逐渐恢复至孕前水平。

糖尿病合并酮症酸中毒:血糖＞16.6 mmol/L,先予胰岛素 0.2～0.4 U/kg 一次性静脉推注,继而小剂量胰岛素 0.1 U/(kg·h)持续静脉滴注,并从使用胰岛素开始每小时监测 1 次血糖。血糖＞13.9 mmol/L 时,应将胰岛素加入 0.9% 氯化钠注射液,当血糖≤13.9 mmol/L 时,开始用 5% 葡萄糖或葡萄糖盐水加入胰岛素,直至血糖降至 11.1 mmol/L 以下、尿酮体阴性、并可平稳过渡到餐前皮下注射治疗时停止补液。

2.孕期母儿监护

严密监护孕妇血糖、尿糖、酮体、糖化血红蛋白、眼底检查和肾功能等。孕早、中期采用超声波及血清学筛查胎儿畸形,妊娠早期血糖未得到控制的孕妇,尤其要注意应用超声检查胎儿中枢神经系统和心脏的发育,有条件者行胎儿超声心动图检查。需要应用胰岛素或口服降糖药物者,孕 32 周起,每周行 1 次 NST。

(二)产时处理

产时处理包括分娩时机选择及分娩方式确定。

1.分娩时机

无需胰岛素治疗而血糖控制达标的 GDM 孕妇,若无母儿并发症,在严密监测下可待到预产期,到预产期仍未临产者,可引产终止妊娠。PGDM 及胰岛素治疗的 GDM 孕妇,若血糖控制良好且无母儿并发症,在严密监测下,妊娠 39 周后可终止妊娠;血糖控制不满意或出现母儿并发症,应及时收入院观察,根据病情决定终止妊娠时机。

2.分娩方式

妊娠合并糖尿病本身不是剖宫产指征。决定阴道分娩者,应制订分娩计划,产程中密切监测孕妇的血糖、宫缩、胎心率变化,避免产程过长。

择期剖宫产的手术指征为糖尿病伴严重微血管病变,或胎位异常等其他产科指征。妊娠期血糖控制不好、胎儿偏大(尤其估计胎儿体重≥4 250 g 者)或既往有死胎、死产史者,应适当放宽剖宫产指征。

(三)新生儿处理

新生儿均按高危儿处理,出生后 30 分钟内行末梢血糖检测,严密监测血糖变化可及时发现低血糖。注意保温、吸氧,提早喂糖水、开奶。注意防止低血糖、低血钙、高胆红素血症及新生儿呼吸窘迫综合征发生。

妊娠并发症

第一节 自 然 流 产

妊娠不足 28 周、胎儿体重不足 1 000 g 而终止妊娠者称为流产。妊娠 13 周末前终止妊娠者称为早期流产,妊娠 14 周至不足 28 周终止妊娠者称为晚期流产。妊娠 20 周至不足 28 周间流产、体重在 500～1 000 g 之间、有存活可能的胎儿,称为有生机儿。流产又分为自然流产和人工流产两大类。自然流产率占全部妊娠的 10％～15％,其中 80％以上为早期流产。本节仅阐述自然流产。

一、病因

(一)胚胎因素

胚胎染色体异常是流产的主要原因。早期流产子代检查发现 50％～60％有染色体异常。夫妇任何一方有染色体异常均可传至子代,导致流产。染色体异常分为数目异常和结构异常。

(1)数目异常:多见三体、单体 X、三倍体及四倍体。

(2)结构异常:染色体分带技术监测可见染色体的易位、断裂、缺失。

除遗传因素外,感染、药物等不良作用亦可引起子代染色体异常。

(二)母体因素

1.全身性疾病

严重的全身性感染,病原体感染,高热,心力衰竭,合并严重内、外科疾病等均可导致流产。

2.内分泌异常

黄体功能不足可致早期流产;甲状腺功能低下、严重的糖尿病血糖未控制均可导致流产。

3.免疫功能异常

与流产有关的免疫因素包括配偶的人白细胞抗原（human leukocyte antigen，HLA）、胎儿抗原、血型抗原及母体的自身免疫状态。父母的 HLA 位点相同频率高，使母体封闭抗体不足亦可导致反复流产。母儿血型不合、孕妇抗磷脂抗体产生过多均可使胚胎或胎儿受到排斥而发生流产。

4.子宫异常

畸形子宫如子宫发育不良、单角子宫、双子宫、子宫纵隔、宫腔粘连以及黏膜下或肌壁间子宫肌瘤均可影响胚囊着床和发育而导致流产。宫颈重度裂伤、宫颈内口松弛、宫颈过短可导致胎膜破裂而引起晚期流产。

5.创伤刺激

子宫创伤如手术、直接撞击、性交过度亦可导致流产；过度紧张、焦虑、恐惧、忧伤等精神创伤亦有引起流产的报道。

6.药物因素

吸烟、酗酒，吸食吗啡、海洛因等毒品均可导致流产。

(三)环境因素

与砷、铅、甲醛、苯、氯丁二烯、氧化乙烯等化学物质有过多接触，均可导致流产。

二、病理

孕 8 周以前的流产，胚胎多已死亡，胚胎绒毛与底蜕膜剥离，导致其剥离面出血，坏死胚胎犹如宫内异物，刺激子宫收缩及宫颈扩张。此时由于绒毛发育不全，着床还不牢固，妊娠物多可完全排出，出血不多。早期流产常见胚胎异常类型：无胚胎、结节状胚、圆柱状胚、发育阻滞胚、肢体畸形及神经管缺陷。孕 8～12 周时绒毛发育茂盛，与底蜕膜连接较牢固，流产时妊娠物常不易完整排出而部分滞留宫腔，影响子宫收缩，出血量多，且经久不止；孕 12 周后，胎盘已完全形成，流产时先有腹痛，继而排出胎儿和胎盘，若胎盘剥离不全，可引起剥离面大量出血。胎儿在宫腔内死亡过久，可被血块包围，形成血样胎块而引起出血不止；也可吸收血红蛋白而形成肉样胎块，或胎儿钙化后形成石胎。其他还可见压缩胎儿、纸样胎儿、浸软胎儿、脐带异常等病理表现。

三、临床表现

临床表现主要为停经后阴道流血和腹痛。

(一)停经

大部分自然流产患者均有明显的停经史。但是,妊娠早期流产导致的阴道流血很难与月经异常鉴别,常无明显停经史。约50%流产是妇女未知已孕就发生受精卵死亡和流产。对这些患者,要根据病史,血、尿 HCG 以及超声检查结果进行综合判断。

(二)阴道流血和腹痛

早期流产者常先有阴道流血,而后出现腹痛。由于胚胎或胎儿死亡,绒毛与蜕膜剥离,血窦开放,出现阴道流血;剥离的胚胎或胎儿及血液刺激子宫收缩,排出胚胎或胎儿,产生阵发性下腹疼痛;当胚胎或胎儿完全排出后,子宫收缩,血窦关闭,出血停止。晚期流产的临床过程与早产及足月产相似:经过阵发性子宫收缩,排出胎儿及胎盘,同时出现阴道流血。

四、临床分型

(一)按流产发展的不同阶段分型

1.先兆流产

停经后出现少量阴道流血,常为暗红色或血性白带,流血后数小时至数天可出现轻微下腹痛或腰骶部胀痛;宫颈口未开,无妊娠物排出;子宫大小与停经时间相符。经休息及治疗,症状消失,可继续妊娠。如症状加重,则可能发展为难免流产。

2.难免流产

在先兆流产的基础上,阴道流血增多,腹痛加剧,可出现胎膜破裂。检查见宫颈口已扩张,有时可见胎囊或胚胎组织堵塞于宫颈口内,子宫与停经时间相符或略小。超声检查可仅见胎囊而无胚胎(或胎儿),或有胚胎但无心血管搏动亦属于此类型。

3.不全流产

难免流产继续发展,部分妊娠物排出宫腔,或胎儿排出后胎盘滞留宫腔或嵌顿于宫颈口,影响子宫收缩,导致大量出血,甚至休克。检查可见宫颈已扩张,宫颈口有妊娠物堵塞及持续性血液流出,子宫小于停经时间。

4.完全流产

有流产的症状,妊娠物已全部排出,随后流血逐渐停止,腹痛逐渐消失。检查见宫颈口关闭,子宫接近正常大小。

(二)流产的特殊类型

1.稽留流产

稽留流产指宫内胚胎或胎儿死亡后未及时排出者。典型表现是有正常的早孕过程,有先兆流产的症状或无任何症状;随着停经时间延长,子宫不再增大或反而缩小,子宫小于停经时间;宫颈口未开,质地不软。

2.复发性流产

复发性流产指连续自然流产3次或3次以上者。常见原因为胚胎染色体异常、免疫因素异常、甲状腺功能低下、子宫畸形或发育不良、宫腔粘连、宫颈内口松弛等。每次流产常发生在同一妊娠月份,其临床过程与一般流产相同。

3.流产合并感染

流产合并感染多见于阴道流血时间较长的流产患者,也常发生在不全流产或不洁流产时。临床表现为下腹痛、阴道有恶臭分泌物,双合诊检查有宫颈摇摆痛。严重时可引起盆腔腹膜炎、败血症及感染性休克。常为厌氧菌及需氧菌混合感染。

五、辅助诊断

(一)超声检查

测定妊娠囊的大小、形态、胎儿心血管搏动,并可辅助诊断流产类型,若妊娠囊形态异常,提示妊娠预后不良。宫腔和附件检查有助于稽留流产、不全流产及异位妊娠的鉴别诊断。

(二)妊娠试验

连续测定血HCG动态变化,有助于妊娠的诊断及预后判断。妊娠6~8周时,血HCG是以每天66%的速度增加,若血HCG每48小时增加不到66%,则提示妊娠预后不良。

(三)其他检查

血常规检查判断出血程度,白细胞计数和血沉可判断有无感染存在。复发性流产患者可行染色体、免疫因素、宫颈功能、甲状腺功能等检查。

六、诊断

根据病史、临床表现即可诊断,但有时需结合辅助检查才能确诊。

(一)病史

询问有无停经史、反复流产史、早孕反应及其出现时间,阴道流血量、持续时间、与腹痛的关系,腹痛的部位、性质,有无妊娠物排出。了解有无发热、阴道分泌物有无臭味可协助诊断流产合并感染。

(二)体格检查

测量体温、脉搏、呼吸、血压,检查有无贫血及急性感染征象,外阴消毒后妇科检查了解宫颈是否扩张、有无妊娠物堵塞或羊膜囊膨出,子宫有无压痛、与停经时间是否相符,双附件有无压痛、增厚或肿块。疑为先兆流产者,操作应轻柔。

七、鉴别诊断

首先区别流产类型,见表 8-1。同时需与异位妊娠、葡萄胎、功能失调性子宫出血、盆腔炎及急性阑尾炎等疾病进行鉴别。

表 8-1　流产类型的鉴别诊断

流产类型	临床表现		组织物排出	妇科检查	
	出血量	下腹痛		宫颈口	子宫大小
先兆流产	少	无或轻	无	关闭	与孕周相符
难免流产	增多	加重	无	松弛或扩张	相符或略小
不全流产	多	减轻	有	松弛扩张、有阻塞物	略小
完全流产	少或无	无	全部排出	关闭	基本正常

八、处理

确诊流产后,应根据其类型进行相应处理。

(一)先兆流产

应卧床休息,严禁性生活,保持足够的营养支持。保持情绪稳定,对精神紧张者可给予少量对胎儿无害的镇静剂。黄体功能不足者可给予黄体酮 10～20 mg,每天或隔天肌内注射一次;或口服地屈孕酮,起始剂量为口服 40 mg,随后每 8 小时服用 10 mg,至症状消失;或 HCG 3 000 U,隔天肌内注射一次。甲状腺功能低下者可口服甲状腺素片。若阴道流血停止、腹痛消失、超声证实胚胎存活,可继续妊娠。若临床症状加重,超声发现胚胎发育不良,HCG 持续不升或下降,表明流产不可避免,应终止妊娠。

(二)难免流产

一旦确诊,应及早排出胚胎及胎盘组织,对刮出物应仔细检查,并送病理检查。晚期流产时子宫较大,出血较多,可用缩宫素 10～20 U 加入 5% 葡萄糖500 mL 中静脉滴注,促进子宫收缩。必要时行刮宫术,清除宫内组织。术后可行超声检查,了解有无妊娠物残留,并给予抗生素预防感染。

(三)不全流产

由于部分组织残留宫腔或堵塞于宫颈口,极易引起子宫大量出血。故应在输液、输血同时行刮宫术或钳刮术,并给予抗生素预防感染。

(四)完全流产

症状消失,超声检查宫腔无残留物。如无感染,可不予特殊处理。

(五)稽留流产

死亡胎儿及胎盘组织在宫腔内稽留过久,可导致严重凝血功能障碍及 DIC 的发生,应先行凝血功能检查,在备血、输液条件下行刮宫术;若凝血机制异常,可用肝素、纤维蛋白原、新鲜血、血小板等纠正后再行刮宫。可应用米非司酮加米索前列醇或静脉滴注缩宫素,促使胎儿、胎盘排出。

(六)复发性流产

染色体异常夫妇应于孕前进行遗传咨询,确定可否妊娠;明确女方有无生殖道畸形、肿瘤、宫腔粘连等。宫颈内口松弛者应于孕 14~16 周行宫颈内口环扎术。抗磷脂综合征患者,可在孕期使用小剂量阿司匹林和(或)低分子肝素。对黄体功能不足者可肌内注射 HCG 3 000~5 000 U,隔天一次;或每天口服地屈孕酮 2 次,每次10 mg,至妊娠12 周。

(七)流产合并感染

治疗原则为迅速控制感染,尽快清除宫内残留物。若为轻度感染或出血较多,可在静脉滴注抗生素同时进行刮宫,以达到止血目的;感染较严重而出血不多时,可用高效广谱抗生素控制感染后再行刮宫。刮宫时可用卵圆钳夹出残留组织,忌用刮匙全面搔刮,以免感染扩散。严重感染性流产必要时切除子宫以祛除感染源。

第二节 妊 娠 剧 吐

妊娠剧吐(hyperemesis gravidarum,HG)发生于妊娠早期,以严重的恶心、呕吐为主要症状,伴有孕妇脱水、电解质紊乱和酸中毒。诊治不当的患者可因营养失调,代谢性酸中毒,电解质紊乱,肝、肾衰竭而危及生命,发病率为0.5%～2.0%。

一、病因

至今病因不明。

(一)内分泌因素

1.HCG 水平增高

鉴于早孕反应出现和消失的时间与孕妇血 HCG 值上升和下降的时间相一致,加之葡萄胎、多胎妊娠的孕妇血 HCG 值明显升高,剧烈呕吐发生率也高,说明妊娠剧吐可能与 HCG 水平升高有关,但不能解释 HCG 水平下降后,某些孕妇整个孕期仍然持续呕吐,而某些妇女(如绒毛膜癌患者)尽管 HCG 水平显著升高,但并不会出现恶心和呕吐。

2.甲状腺功能改变

60%的 HG 患者可伴发短暂的甲状腺功能亢进,患者呕吐的严重程度与游离甲状腺激素显著相关。

(二)精神、社会因素

精神过度紧张、焦急、忧虑及生活环境和经济状况较差的孕妇易发生妊娠剧吐,提示此病可能与精神、心理等因素有关。

(三)其他

妊娠剧吐也可能与维生素 B_1 缺乏、变态反应、幽门螺杆菌感染有关。

二、临床表现

孕 5～10 周出现恶心、呕吐,开始以晨间、餐后为重,逐渐发展为频繁呕吐,呕吐物除食物胆汁外,严重者可含血液,呈咖啡渣样。不能进食和严重呕吐可导致孕妇脱水、电解质紊乱、尿比重增加、尿酮体阳性,甚至酸中毒。机体动用脂肪供能,体重减轻超过 5%,脂肪代谢的中间产物丙酮增多可引起代谢性酸中毒。孕妇肝、肾功能受损时可出现黄疸,血转氨酶、肌酐和尿素氮升高,尿中出现蛋白和管型。严重者可因维生素 B_1 缺乏引发韦尼克脑病,因维生素 K 缺乏导致凝血功能障碍。

三、诊断及鉴别诊断

根据病史、临床表现及妇科检查,不难确诊。其诊断至少应包括每天呕吐

≥3 次,尿酮体阳性,体重较孕前减轻≥5%。

妊娠剧吐主要应与葡萄胎及可能引起呕吐的疾病如肝炎、胃肠炎等相鉴别。

对妊娠剧吐患者还应行实验室检查以协助了解病情。

(1)尿液检查:测定尿量、尿比重、酮体,注意有无蛋白尿及管型尿。

(2)血液检查:血常规、动脉血气、电解质、肝功能、肾功能等评估病情程度。

(3)必要时行眼底检查及神经系统检查。

(4)超声检查:排除多胎妊娠、滋养细胞疾病等。

四、并发症

妊娠剧吐可致维生素 B_1 缺乏,导致韦尼克脑病,临床表现为眼球震颤、视力障碍、共济失调、急性期言语增多,以后逐渐精神迟钝、嗜睡,个别发生木僵或昏迷。若不及时治疗,死亡率达 50%。

妊娠剧吐可致维生素 K 缺乏,并伴有血浆蛋白及纤维蛋白原含量减少,孕妇出血倾向增加,可发生鼻出血、骨膜下出血,甚至视网膜出血。

五、处理

妊娠后服用多种维生素可减轻妊娠恶心、呕吐。对精神情绪不稳定的孕妇,给予心理治疗,解除其思想顾虑。

妊娠剧吐患者应住院治疗,禁食。根据化验结果,明确失水量及电解质紊乱情况,酌情补充水分和电解质,每天补液量不少于 3 000 mL,尿量维持在 1 000 mL 以上。输液中应加入氯化钾、维生素 C 等,并给予维生素 B_1 肌内注射。

止吐剂一线药物为维生素 B_6 或维生素 B_6-多西拉敏复合制剂。二线药物为苯海拉明、5-羟色胺 3 受体阻滞剂。对合并有代谢性酸中毒者,可给予碳酸氢钠或乳酸钠纠正。营养不良者,静脉补充必需氨基酸、清蛋白、脂肪乳。一般经上述治疗 2~3 天后,病情多可好转。若患者体重减轻大于 5%,不能进食,可选择鼻饲管或中心静脉全胃肠外营养。孕妇可在呕吐停止后,试进少量流质饮食,可逐渐增加进食量,同时调整补液量。

经治疗后多数病情好转可继续妊娠,若出现下列情况危及孕妇生命时,需考虑终止妊娠:①持续肝功能异常;②持续蛋白尿;③体温升高,持续在 38 ℃以上;④心动过速(≥120 次/分),⑤伴发韦尼克脑病等。

第三节 早 产

早产是指妊娠满 28 周而不满 37 周且新生儿出生体重≥1 000 g 的分娩者。早产根据原因分为 3 类:自发性早产、未足月胎膜早破早产和治疗性早产。治疗性早产是因妊娠合并症或并发症为母儿安全需要提前终止妊娠者。早产儿各器官发育尚不够健全,出生孕周越小,体重越轻,预后越差。

一、病因

高危因素:有晚期流产和(或)早产史者;前次双胎早产;妊娠间隔时间过短;孕中期阴道超声发现子宫颈长度(cervical length,CL)<25 mm 的孕妇;有子宫颈手术史者;孕妇年龄≤17 岁或>35 岁;过度消瘦(体质指数<19 kg/m²,或孕前体重<50 kg);辅助生殖技术助孕者;有胎儿及羊水量异常者;有妊娠并发症或合并症者;有不良嗜好者。

常见诱因:①宫内感染,30%~40% 的早产,常伴胎膜早破、绒毛膜羊膜炎;②泌尿生殖道感染,B 族链球菌、沙眼衣原体、支原体感染所致的下生殖道感染、细菌性阴道病、无症状性菌尿、急性肾盂肾炎等。

二、临床表现

孕妇可有晚期流产、早产及产伤史,此次妊娠满 28 周后至 37 周前出现较规则宫缩,间隔时间 5~6 分钟,持续时间达 30 秒以上,阴道检查发现宫颈管消失、宫口扩张。部分患者可伴有少量阴道流血或阴道流液。

三、诊断及预测

妊娠满 28 周至不满 37 周,出现规律宫缩(每 20 分钟 4 次或每 60 分钟内 8 次),伴有宫颈管进行性缩短(宫颈管消退≥80%)、宫颈扩张,可诊断为早产临产。符合早产孕周,虽有上述规律宫缩,但宫颈尚未扩张,而经阴道超声测量 CL≤20 mm 为先兆早产。

目前确定是否要预防性应用特殊类型的黄体酮或者宫颈环扎术的预测指标如下。

(1)前次晚期自然流产或早产史,但不包括治疗性晚期流产或早产。

(2)妊娠 24 周前阴道超声测量 CL<25 mm,标准化测量 CL 的方法:①经阴

道超声检查前排空膀胱;②探头放于阴道前穹隆,不宜过度用力;③标准矢状面,将图像放大到全屏的75%以上,测量宫颈内口至外口的直线距离,连续测量3次后取其最短值。宫颈漏斗的发现并不能增加预测敏感性。但目前不推荐对早产低风险人群进行常规筛查CL。

确诊早产后,应行进一步病因分析,通常采用的方法如下:①超声检查排除胎儿畸形,确定胎儿数目和多胎妊娠类型、明确胎儿先露部、了解胎儿生长状况和宫内安危、排除死胎、估计羊水量、排除前置胎盘及胎盘早剥等。②阴道窥器检查及阴道流液检查,了解有无胎膜早破。③宫颈及阴道分泌物、羊水培养。

四、处理

治疗方法:①胎儿存活、无明显畸形、无绒毛膜羊膜炎及胎儿窘迫、无严重妊娠合并症及并发症、宫口开大2 cm以下、早产预测阳性者,应设法延长孕周,防止早产;②早产不可避免时,应设法提高早产儿的存活率。

(一)药物治疗

目的:防止即刻早产,完成促胎肺成熟,赢得转运时间。

原则:避免2种或以上宫缩抑制剂联合使用,不宜48小时后持续应用宫缩抑制剂。

一线用药:主要治疗原则是应用抑制宫缩、抗感染及促胎肺成熟药物。

1.抑制宫缩

(1)钙通道阻滞剂:硝苯地平通过平滑肌细胞膜上的钙通道抑制钙离子重吸收,抑制子宫收缩。用法:口服,首次剂量20 mg,然后10~20 mg,每天3~4次,根据宫缩调整。服药中应防止血压过低。

(2)前列腺素抑制剂:吲哚美辛通过抑制环氧合酶,减少花生四烯酸转化为前列腺素,从而抑制子宫收缩。主要用于妊娠32周前早产。用法为口服、经阴道或直肠给药,首次剂量50~100 mg,25 mg每天4次。孕妇会有恶心、胃酸反流、胃炎等;需要监测羊水量,监测发现胎儿动脉导管狭窄时应立即停药。孕妇血小板功能不良、出血性疾病、肝功能不良、胃溃疡、有对阿司匹林过敏的哮喘病史者禁用。

(3)β_2肾上腺素受体激动剂:利托君,与子宫平滑肌细胞膜上的β_2肾上腺素受体结合,使细胞内环磷酸腺苷水平升高,抑制肌球蛋白轻链激酶活化,从而抑制平滑肌收缩。用法为首次剂量50~100 $\mu g/min$静脉滴注,每10分钟增加剂量

50 μg/min,至宫缩停止,最大剂量不超过 350 μg/min,也可口服。对合并心脏病、重度高血压、未控制的糖尿病等患者慎用或不用。应注意孕妇主诉及心率、血压、宫缩的变化,限制静脉输液量,控制孕妇心率在 140 次/分以下,若患者心率＞120 次/分,应适当减慢滴速及药量;若出现胸痛,立即停药并做心电监护,应监测血糖,注意补钾。

(4)缩宫素受体阻滞剂:非一线用药,主要是阿托西班,通过竞争性结合子宫平滑肌及蜕膜的缩宫素受体,削弱兴奋子宫平滑肌的作用。用法是首次剂量为6.75 mg静脉滴注 1 分钟,继之是 18 mg/h 维持 3 小时,接着以 6 mg/h 持续45 小时。本类型药品价格较昂贵,不良反应轻,无明确禁忌。

2.硫酸镁

硫酸镁作为胎儿中枢神经系统保护剂治疗,用于产前子痫和子痫患者,＜32 孕周的早产,使用时机和使用剂量尚无一致意见。硫酸镁 4.0 g,30 分钟静脉滴注完,然后以 1 g/h 维持,24 小时总量不超过30 g。应用前及使用过程中监测同妊娠期高血压疾病一致。

3.控制感染

对于胎膜完整者不宜使用抗生素。当分娩在即而下生殖道 B 族溶血性链球菌检测阳性,应使用抗生素。

4.促胎肺成熟

所有妊娠28～34^{+6}周的先兆早产应当给予 1 个疗程的糖皮质激素治疗。能降低新生儿死亡率、呼吸窘迫综合征、脑室周围出血、坏死性小肠炎的发病率,缩短新生儿入住 ICU 的时间。常用药物:倍他米松和地塞米松,两者效果相当。倍他米松 12 mg 肌内注射,次日重复 1 次;地塞米松 6 mg 肌内注射,12 小时重复1 次,共 4 次。若早产临产,做不完整疗程者,也应给药。

(二)产时处理与分娩方式

早产儿尤其是＜32 孕周的极早产儿,有条件者应转到有救治能力的医院分娩。产程中加强胎心监护,识别胎儿窘迫,尽早处理。可用硬脊膜外阻滞麻醉分娩镇痛。没有指征不做产钳及会阴侧切。臀位特别是足先露,应根据当地早产儿治疗护理条件权衡剖宫产利弊。早产儿出生后延长 30～120 秒后断脐带,可减少新生儿的输血,减少 50% 的新生儿发生脑室内出血。

第四节 过期妊娠

妊娠达到或超过 42 周,称为过期妊娠。这个概念是国际妇产科联盟在 1977 年时确定的,它制定时仅仅是个统计学的概念,并没有考虑到任何临床的问题。也就不难理解,在自然条件下过期妊娠的发生率为妊娠总数的 4%～15%,平均为 10%左右;而过期妊娠也未必始终伴随过度成熟。

一、病因

绝大多数过期妊娠并没有已知的病因,目前观察到的和过期妊娠相关的因素如下。

(一)遗传因素

不同种族的妇女发生过期妊娠的比例不同,白种人发生过期妊娠的风险最高,而南亚和非洲妇女发生过期妊娠的风险最低。有过期妊娠史的妇女,再次妊娠发生过期妊娠的风险增加,发生过一次过期妊娠,其再次妊娠发生过期分娩的风险增加 2～3 倍;而如果她们更换了伴侣,这个风险也会增加,但是将变得比较不明显,显示了父亲和母亲双方遗传因素在其中所起的作用。

(二)分娩启动障碍

胎儿成熟可能在分娩的启动上起到关键作用,各种原因造成的分娩启动障碍都可以导致过期妊娠。例如,无脑儿畸形,由于胎儿没有下丘脑,垂体-肾上腺轴发育不良,肾上腺皮质产生的肾上腺皮质激素及雌三醇的前身物质 16α-羟基硫酸脱氢表雄酮不足,使雌激素形成减少,孕激素占优势,抑制前列腺素合成而无法启动分娩。还有一个例子是胎盘硫酸酯酶缺乏症,这是一种罕见的伴性隐性遗传病,因胎盘缺乏硫酸酯酶,不能使 16α-羟基硫酸脱氢表雄酮转变成雌二醇及雌三醇,从而使血中雌激素明显减少,导致分娩难以启动。

(三)其他流行病学危险因素

流行病学研究发现初产妇、母亲肥胖、高龄孕妇、男性胎儿等情况下,发生过期妊娠的风险也轻度升高。

二、病理

(一)胎盘

过期妊娠的胎盘主要有 2 种类型,一种是胎盘的外观和镜检均与足月胎盘相似,胎盘功能基本正常;另一种表现为胎盘功能减退,例如,可见胎盘绒毛内的血管床减少,间质内纤维化增加,以及合体细胞结节形成增多;胎盘表面有梗死和钙化,组织切片显示绒毛表面有纤维蛋白沉淀、绒毛内有血管栓塞等。

(二)胎儿

1.正常生长

如果过期妊娠的胎盘功能正常,胎儿将继续生长,所以达 10%~25% 的过期妊娠胎儿为巨大胎儿,颅骨钙化明显、不易变形,导致经阴道分娩困难,使新生儿疾病发病率相应增加。

2.成熟障碍(过度成熟)

由于胎盘功能下降,造成胎儿慢性宫内营养不良,胎儿不易再继续生长发育。可以表现为新生儿体重小于孕龄、身体瘦长、皮肤干燥多皱褶、毳毛稀少而头发浓密、指(趾)甲长,可有胎粪污染表现,甚至皮肤和指(趾)甲均被黄染。这些胎儿由于合并慢性宫内营养不良的基础,在临产时发生宫内缺氧的风险增加。

三、过期妊娠对母儿的影响

(一)围生儿疾病发病率和死亡率增加

过期妊娠围生儿死亡率增加,在 42 周分娩时,围生儿的疾病发病率和死亡率为足月产儿的两倍,随着孕周的增加,死亡率还会增加。造成围生儿疾病发病率和死亡率增加的原因可能包括以下几种。

1.巨大胎儿

过期妊娠胎盘功能正常者,胎儿可表现为巨大胎儿,造成难产、产伤和相应的并发症。

2.过度成熟综合征

由于胎盘功能下降,胎儿在宫内发生慢性缺氧,临产和产程中可出现失代偿。过期产儿在产程中出现异常胎儿监护图形的机会较大。

3.羊水过少

在孕晚期,羊水量渐渐减少,过期妊娠合并羊水过少的风险更大。一方面是胎盘功能下降的结果,一方面也会造成粪染的羊水更加黏稠,一旦发生胎粪吸入时会更加严重。此外,由于羊水过少,脐带受压的可能性也增大。

4.不明原因的胎儿缺氧

流行病学资料发现,在妊娠39周后,围生儿死亡率增加,其中不明原因的胎儿缺氧占相当的比例。有研究者认为,这仍是胎盘功能下降的结果。

(二)新生儿远期不良预后可能性增加

过期妊娠是否对新生儿远期造成影响还未充分明确。对过期分娩的新生儿随访到学龄,发现和正常孕周出生的胎儿相比,他们发生神经发育问题的风险增加,还有研究者发现过期妊娠可增加罹患脑瘫或者是儿童期癫痫的风险。不过也有研究者指出,这些差异可能是由于对过期妊娠产程处理欠缺而不是过期妊娠本身造成的。

(三)孕妇难产、手术产、损伤以及相关并发症

过期妊娠使孕妇接受手术产的风险增加。由于巨大胎儿的发生率增加,发生难产、肩难产的可能性增加;此外,胎儿过熟,颅骨钙化更加充分、可塑性小,即使正常体重胎儿,难产的机会也增加。在这些基础上,由于难产或手术产造成的损伤、产后出血等风险均增大。此外,过期妊娠妇女焦虑的表现更加明显。

四、诊断

诊断的关键在于核实预产期。

(一)末次月经计算

仅有不到50%的妇女有规律的月经;而即使平时月经周期28天且规律者,也仅有不足50%的妇女在月经第14天排卵。用末次月经计算孕龄非常不可靠。有研究者发现,如果采用末次月经的方法计算孕龄,有6.4%的分娩为过期妊娠;如果仅采用超声孕龄,则只有1.9%的妊娠为过期妊娠。

(二)超声孕龄计算

早期超声测量胚芽长度或者胎儿头臀长是目前最常用也是相对准确的方法,孕中期结合胎儿双顶径、头围、股骨长等指标计算孕龄也有相当的参考价值。用12周之前的超声估计孕龄,过期妊娠发生率为2.7%;用13~24周的超声估计孕龄,过期妊娠发生率为3.7%。

(三)排卵监测

辅助生育技术的开展和排卵监测的便捷发展,使很多孕妇可精确地知道排

卵时间。这是最准确的孕龄计算方法。在排卵后达到或超过 40 周仍未分娩,则为过期妊娠。

五、处理

(一)处理时机

对过期妊娠的处理时机目前并未达成统一。中华医学会妇产科学分会在《妊娠晚期促宫颈成熟和引产指南》(2014)中明确提出,对妊娠已达 41 周或过期妊娠的孕妇应予引产,以降低围生儿死亡率及导致剖宫产率增高的胎粪吸入综合征的发生率。

(二)处理方法

对于存在妊娠合并症或并发症,以及存在其他剖宫产指征的孕妇,应及时剖宫产终止妊娠。对于单胎、头位,不存在合并症的妊娠,绝大多数研究者支持积极引产的方法,也有研究者仍使用期待治疗方法。

1.引产

现有的证据显示,积极引产可以降低过期妊娠的围生儿死亡率,且不改变剖宫产率。在针对剖宫产率的 2 项研究中发现,对妊娠 41 周以上的孕妇进行引产,既不会增加也不会降低剖宫产的发生率。

引产的方法选择根据宫颈成熟情况和当地医院的条件而定。在中华医学会妇产科学分会 2014 年版的指南中,对促进宫颈成熟和引产的方法进行了详细的推荐。在宫颈未成熟的情况下,选择前列腺素制剂或者机械性的方法促进宫颈成熟是必要的;一旦宫颈已经成熟,则采用缩宫素静脉滴注或者人工破膜的方法进行引产。

2.期待治疗

虽然目前的循证证据并不推荐对过期妊娠进行期待治疗,但是考虑到围生儿死亡率的绝对值仍非常低这一事实,这仍不失为一种可以的选择。

在期待治疗的过程中每周进行 2 次或者 2 次以上胎儿情况的评估是必要的。评估的方法包括胎儿电子监护、生物物理评分、羊水量等,同时也包括对母体情况的监护。一旦出现合并症、并发症或者胎盘功能降低的指征,应采用剖宫产或者引产的方式及时终止妊娠。

第五节 妊娠期高血压疾病

妊娠期高血压疾病是妊娠与血压升高并存的一组疾病。发病率为 $5\%\sim$ 10%。该组疾病严重影响母婴健康,是孕产妇和围生儿病死率升高的主要原因。本组疾病包括妊娠期高血压、子痫前期、子痫,以及慢性高血压合并妊娠和慢性高血压并发子痫前期。前 3 种疾病与后 2 种在发病机制及临床处理上略有不同。本节重点阐述前 3 种疾病,特别是子痫前期。

一、高危因素与发病机制

(一)高危因素

子痫前期的高危因素:年龄≥40 岁、体质指数≥28 kg/m² 、子痫前期家族史(母亲或姐妹)、既往子痫前期病史,以及存在的内科病史或隐匿存在(潜在)的疾病(包括高血压病、肾脏疾病、糖尿病和自身免疫性疾病如系统性红斑狼疮、抗磷脂综合征等);初次妊娠、妊娠间隔时间≥10 年、此次妊娠收缩压≥17.3 kPa(130 mmHg)或舒张压≥10.7 kPa(80 mmHg)、孕早期 24 小时尿蛋白定量≥0.3 g或尿蛋白持续存在[随机尿蛋白≥(++)1 次及以上]、多胎妊娠等也是子痫前期发生的风险因素。

(二)发病机制

尚未完全阐明,环境、免疫、遗传学因素均可在子痫前期发病过程中发挥作用。

目前较为公认的是子痫前期发病机制的"两阶段学说":第一阶段,在孕早期,由于免疫、遗传、内皮细胞功能紊乱等因素可造成子宫螺旋小动脉生理性血管重铸障碍,滋养细胞因缺血导致侵袭力减弱,造成胎盘浅着床,子宫动脉血流阻力增加,致使胎盘灌注不足,功能下降;第二阶段,孕中、晚期缺血缺氧的胎盘局部发生氧化应激反应,诱发内皮细胞损伤,从而释放大量炎症因子,形成炎症级联效应和发生过度炎症,引起子痫前期、子痫各种临床症状。

1.滋养细胞侵袭异常

正常妊娠时,胎盘的细胞滋养层细胞分化为绒毛滋养细胞和绒毛外滋养层(extravillous trophoblast,EVT)。EVT 浸润子宫内膜基质直至子宫肌层的内

1/3处,并可进入子宫螺旋动脉管腔逐渐替代血管壁平滑肌细胞、内皮细胞。充分的子宫螺旋动脉重铸使血管管径扩大,动脉由高阻力低容量血管转变为低阻力高容量血管,使胎盘的血流量提高以满足胎儿生长的需要。相比之下,在子痫前期患者中,EVT浸润过浅,仅达螺旋动脉的蜕膜部分,造成"胎盘浅着床",导致子宫螺旋动脉重铸不足,其管径为正常妊娠的1/2,血管阻力增大,胎盘灌注减少,从而引起子痫前期的一系列症状。

2.免疫学因素

胎儿是一个同种异体半移植物,成功的妊娠要求母体免疫系统对其充分耐受,其实质是母胎界面上的母体免疫细胞对胎盘滋养细胞呈低反应性。对可能促进胎盘发育异常的免疫学因素的关注,部分基于以下观察。

(1)之前暴露于父系和(或)胎儿抗原似乎可抵抗子痫前期的发生。

(2)未经产的女性、在不同妊娠中变换性伴侣的女性、两次妊娠间隔时间较长的女性、使用屏障避孕的女性及通过卵细胞质内单精子注射妊娠的女性,其暴露于父系抗原较少,发生子痫前期的风险较高。

(3)通过卵母细胞捐赠妊娠的女性与使用自体卵母细胞妊娠的女性相比,前者子痫前期的发生率更高。

以上结果支持以下假设:母亲和胎儿之间的免疫不耐受可能在子痫前期的发病机制中发挥作用。

3.血管内皮细胞受损

所有子痫前期的临床特征均可解释为机体对全身内皮功能障碍的临床反应。例如,高血压是由内皮细胞对血管张力的控制发生紊乱导致的,蛋白尿和水肿是由血管通透性增加导致的,凝血病是内皮异常表达促凝物质的结果。头痛、癫痫发作、视觉症状、上腹痛和胎儿生长受限是靶器官血管内皮功能障碍的后遗症,这些靶器官包括脑、肝、肾和胎盘。

胎盘形成需广泛的血管生成以建立一个合适的血管网,为胎儿提供氧气和营养。发育中的胎盘可产生各种促血管生成因子和抗血管生成因子,这些因子之间的平衡对胎盘的正常发育很重要。抗血管生成因子的产生增加打破了促血管生成因子如血管内皮生长因子(vascular endothelial growth factor,VEGF)、胎盘生长因子(placental growth factor,PLGF)和抗血管生成因子(sFlt-1)之间的平衡,导致子痫前期特征性的全身血管内皮功能障碍。其中sFlt-1通过与循环中的VEGF和PLGF结合并阻止这2种因子与其内源性受体相互作用,可拮抗这2种因子促血管生成的生物学活性。研究发现胎盘表达和分泌sFlt-1增加在子痫前期的发病机制中起关键作用。

但目前尚不清楚触发胎盘分泌 sFlt-1 增加的因素。最可能的触发因素是胎盘缺血。而 sFlt-1 分泌的增加是子痫前期特征性的早期胎盘发育异常的原因，还是机体对某种其他因素导致胎盘缺血的继发性反应，目前尚无定论。遗传学因素和胎盘的大小（如多胎妊娠）在 sFlt-1 过量分泌中也可能发挥作用。

子痫前期的另一种重要介导因子是胎盘来源的可溶性内皮因子（soluble endoglin,sEng），它是转化生长因子-β（transforming growth factor,TGF-β）的一个辅助受体,在血管内皮细胞和合体滋养细胞的细胞膜上高表达。研究表明,sEng 是一种抗血管生成蛋白,作为 sFlt-1 的协同因子在子痫前期全身内皮功能障碍的发病机制中发挥作用。

4.遗传因素

子痫前期的家族多发性提示该病可能存在遗传因素。

研究发现,13 号染色体携带有 *sFlt*-1 和 *Flt*-1 基因。携带该染色体额外拷贝的胎儿（如 13-三体综合征）与该染色体正常的胎儿相比,在前者中产生的这些基因的产物更多,从而导致其子痫前期的风险增加。12q 中的一个不同位点可能与 HELLP 综合征有关,但与不伴 HELLP 综合征的子痫前期无关,这表明在 HELLP 综合征中重要的遗传学因素可能不同于那些在子痫前期中的遗传学因素。研究表明,12q23 中长非编码区 RNA 的改变是可能导致 HELLP 综合征的一个潜在机制。该长非编码 RNA 调控一大组基因,这些基因可能对 EVT 的迁移发挥重要作用。

其他候选基因有血管紧张素原基因变异型（*T* 235）、内皮型一氧化氮合酶基因、肾素-血管紧张素-醛固酮系统基因、*Fas*/*FasL* 基因、凝血酶原基因、凝血酶原调节蛋白、亚甲基四氢叶酸还原酶基因、线粒体 DNA 突变、脂蛋白脂肪酶基因、载脂蛋白 E 基因、*TNF-α* 基因、印迹基因等。因子痫前期的遗传易感性,特别是其他基因和环境因素的相互作用引起复杂性表型表达,所以任何候选基因都可能引起子痫前期。

二、妊娠期高血压疾病的分类和临床表现

妊娠期高血压疾病为多因素发病,可存在各种母体基础病理状况,也受妊娠期环境因素的影响。妊娠期间病情缓急不同,可呈现进展性变化并可迅速恶化。

（一）妊娠期高血压

妊娠 20 周后首次出现高血压,收缩压≥18.7 kPa(140 mmHg)和(或)舒张压≥12.0 kPa(90 mmHg),并于产后12周内恢复正常;尿蛋白检测阴性;少数患者可伴有上腹部不适或血小板计数减少。当收缩压≥21.3 kPa(160 mmHg)和(或)舒张压≥14.7 kPa(110 mmHg)的持续血压升高存在至少4小时,则认为是重度高血压。在妊娠20周后,如果血压持续升高,虽然未出现蛋白尿,但母儿的危险性增加,约有10%的妊娠期高血压患者在出现蛋白尿之前就发生子痫。妊娠期高血压是一个针对不符合子痫前期或慢性高血压(首次检测到高血压是在妊娠第20周之前)诊断标准的高血压妊娠女性的暂时诊断。当出现以下情况时,应更正诊断。因此,有必要重新评估直到产后12周,以确立最终的决定性诊断。

妊娠期高血压是暂时的,可能发展为子痫前期,也可能产后12周血压仍未恢复而诊断为慢性高血压,所以妊娠期高血压在产后12周以后才能确诊。

(二)子痫前期-子痫

1.子痫前期

妊娠20周后出现收缩压≥18.7 kPa(140 mmHg)和(或)舒张压≥12.0 kPa(90 mmHg),且伴有下列任一项:尿蛋白≥0.3 g/24 h,或尿蛋白/肌酐比值≥0.3,或随机尿蛋白≥(＋)。

美国妇产科医师学会2013版指南中不再依赖是否有蛋白尿或者蛋白尿的严重程度来诊断子痫前期,在没有蛋白尿的病例中,出现高血压同时伴有以下表现,仍可诊断为子痫前期:①血小板计数减少(血小板计数<100×10⁹/L);②肝功能损害(血清转氨酶水平为正常参考值2倍以上);③肾功能损害(血肌酐升高>97.2 μmol/L 或为正常参考值2倍以上);④肺水肿;⑤新发生的脑功能或视觉障碍。

子痫前期孕妇血压和(或)尿蛋白水平持续升高,发生母体器官功能受损或胎盘-胎儿并发症是子痫前期病情向重度发展的表现。美国妇产科医师学会2013版指南建议将子痫前期分为无严重表现的子痫前期和伴有严重表现的子痫前期。

美国妇产科医师学会不再把蛋白尿作为诊断有严重特征的子痫前期的一个必要标准;也不再将大量蛋白尿和胎儿生长受限作为重度子痫前期的可能特征,因为大量蛋白尿与妊娠结局的相关性较差,且无论是否诊断为子痫前期,胎儿生长受限的处理方法是类似的;同时也不再将少尿作为重度子痫前期的一个特征。子痫前期是渐进的过程,轻度子痫前期只能代表诊断时的状态,如果继续妊娠,将转为重度子痫前期。

中国《妊娠期高血压疾病诊治指南》(2015)建议在子痫前期孕妇出现下述任一表现可诊断为重度子痫前期。

(1)血压持续升高:收缩压≥21.3 kPa(160 mmHg)和(或)舒张压≥14.7 kPa(110 mmHg)。

(2)持续性头痛、视觉障碍或其他中枢神经系统异常表现。

(3)持续性上腹部疼痛、肝包膜下血肿或肝破裂表现。

(4)转氨酸异常:血谷丙转氨酸酶(ALT)或谷草转氨酶(AST)水平升高。

(5)肾功能受损:尿蛋白>2.0 g/24 h;少尿(24 小时尿量<400 mL 或每小时尿量<17 mL)或血肌酐>106 μmol/L。

(6)低蛋白血症伴腹水、胸腔积液或心包积液。

(7)血液系统异常:血小板计数呈持续性下降并<100×10^9/L;微血管内溶血[表现有贫血、黄疸或血乳酸脱氢酶(LDH)水平升高]。

(8)心功能衰竭。

(9)肺水肿。

(10)胎儿生长受限或羊水过少、胎死宫内、胎盘早剥等。

2.子痫

在子痫前期的基础上进而有抽搐发作,不能用其他原因解释,称为子痫。子痫发生前可有不断加重的重度子痫前期,但子痫期也可发生于血压升高不显著、无蛋白尿的病例。59%的子痫发生在妊娠晚期或临产前,称为产前子痫;20%发生于分娩过程,称为产时子痫;21%发生于产后,称为产后子痫,大约 90%的产后子痫发生在产后 1 周内。

最常见的先兆症状和(或)体征包括高血压(75%)、头痛(66%,呈持续额部或枕部头痛或霹雳性头痛)、视觉障碍[27%,有盲点、视力丧失(皮质盲)、视物模糊、复视、视野缺损(如同侧偏盲)、畏光]、右上腹或上腹部疼痛(25%)、无症状(25%)。踝阵挛也是常见表现。

子痫抽搐进展迅速,通常表现为全身强直阵挛性癫痫或昏迷。发病时,出现突然意识丧失,常伴有尖叫。随后,手臂、腿、胸部和背部的肌肉则变得僵硬。在肌肉强直期,患者可能开始出现发绀。大约 1 分钟后,开始出现肌阵挛和抽搐,持续 1~2 分钟。在阵挛期,可能发生舌咬伤,口吐白沫、血痰。当抽搐结束,患者进入发作后期。最初患者处于深睡眠,呼吸深,然后逐渐清醒,经常主诉头痛。大多数患者在全身惊厥后 10~20 分钟内开始恢复反应。一般没有局灶性神经功能缺损。胎儿心动过缓持续至少 3 分钟是子痫癫痫发作时和发作即刻后的常见表现。

(三)妊娠合并慢性高血压

妊娠前或妊娠 20 周前发现收缩压≥18.7 kPa(140 mmHg)和(或)舒张压≥12.0 kPa(90 mmHg),除外滋养细胞疾病,妊娠期无明显加重;或妊娠 20 周后首次诊断高血压并持续到产后 12 周。不管是何种原因导致的慢性高血压,在妊娠期均有可能发展为子痫前期和子痫。

(四)慢性高血压并发子痫前期

慢性高血压孕妇,妊娠 20 周以前无尿蛋白,妊娠 20 周后出现尿蛋白≥0.3 g/24 h或随机尿蛋白≥(+);或孕 20 周前有蛋白尿,孕 20 周后尿蛋白定量明显增加;或出现血压进一步升高或血小板计数<$100×10^9$/L等上述重度子痫前期的任何一项表现。

在妊娠前出现高血压,并已予以降压治疗者的诊断并不困难。对于在妊娠前和妊娠早期均未进行检查,在妊娠晚期首次发现高血压的患者,与子痫前期的鉴别比较困难,需要随访到产后 12 周才能确诊。

一般妊娠合并慢性高血压在妊娠中期血压有所下降,在妊娠晚期恢复到妊娠前的水平。妊娠合并慢性高血压的围生儿死亡率升高 3 倍,胎盘早剥的风险升高 2 倍;同时,胎儿生长受限、妊娠 35 周前早产的发生率均明显升高。

慢性高血压的最大风险是并发子痫前期的概率升高,25%的慢性高血压合并妊娠时可能会并发子痫前期;若存在肾功能不全,病程超过 4 年,或既往妊娠时曾经出现过高血压,子痫前期的发生率将更高;若并发子痫前期,发生胎盘早剥的比率明显升高。

三、辅助检查

(一)定期进行常规检查

1.尿液检查

应测尿比重、尿常规,当尿比重≥1.020 时说明尿液浓缩。

2.血液检查

含全血细胞计数、血红蛋白含量、血细胞比容、血黏度,根据病情轻重可反复检查。血浓缩支持子痫前期的诊断,是判断疾病严重程度的指标。若合并有溶血的情况,血红蛋白含量降低,涂片可见破损的红细胞。血小板计数降低提示为重度子痫前期。

3.肝功能测定

肝细胞功能受损可致 ALT、AST 升高。胆红素检查不仅能反映肝脏损害的程度,而且对黄疸的鉴别具有重要意义。肝细胞损害引起的黄疸,因为同时有摄取、结合、排泄的障碍,因此直接和间接胆红素均可升高,但一般直接胆红素升高比间接胆红素升高的幅度大。LDH 升高提示存在溶血。血清蛋白降低说明内皮细胞渗漏的程度,可出现清蛋白缺乏为主的低蛋白血症,白/球蛋白比值倒置。

4.肾功能测定

肾功能受损时,血清肌酐、尿素氮、尿酸升高,肌酐升高与病情严重程度相平行。血清肌酐升高尤其是合并有少尿时,提示重度子痫前期;尿酸在慢性高血压患者中升高不明显,因此可用于本病与慢性高血压的鉴别诊断。

5.心电图检查

了解有无心肌损害或传导异常,以及可以发现高血钾或低血钾的波形变化。

6.胎心监护

胎儿电子监测、NST、宫缩刺激试验、缩宫素刺激试验。

7.产科超声检查

评价胎儿生长发育情况、多普勒脐动脉血流监测评价胎儿是否存在宫内缺氧。

(二)子痫前期及子痫患者视病情发展和诊治需要酌情增加以下检查项目

(1)凝血功能测定:妊娠期高血压疾病的凝血功能的变化越来越受到重视,目前认为子痫前期-子痫处于高凝状态,称为易栓症。

(2)血清电解质测定:重度子痫前期与子痫的冬眠合剂治疗,可导致出现低血钾;酸中毒时细胞内 K^+ 外游导致高血钾。

(3)腹部超声等影像学检查肝、肾等脏器及胸腔积液、腹水情况。

(4)动脉血气分析:重度子痫前期与子痫应测定电解质与二氧化碳结合力,以早期发现酸中毒并纠正。

(5)超声心动图及心功能检查。

(6)超声检查胎儿生长发育、脐动脉、大脑中动脉等血流指数。

(7)眼底检查:视网膜小动脉可以反映体内器官的小动脉情况。视网膜小动静脉比例可由 2:3 变为 1:2 或 1:3,且有反光增强、视网膜水肿、有渗出物及视网膜剥离,亦可有点状或火焰状出血。

(8)必要时行胸部 X 线片确定有无肺水肿,行头颅 CT 或 MRI 检查确定有无颅内出血、脑水肿、可逆性后部脑病综合征。

四、诊断

根据病史、临床表现、体征及辅助检查即可做出诊断,同时应注意有无并发症及凝血机制障碍。

(一)病史

了解妊娠前有无高血压、肾病、糖尿病及自身免疫性疾病等病史或表现,有无妊娠期高血压疾病史或家族史;了解此次妊娠后高血压、蛋白尿等症状出现的时间和严重程度。

(二)高血压的诊断

收缩压≥18.7 kPa(140 mmHg)或舒张压≥12.0 kPa(90 mmHg)。测量血压前被测者至少安静休息 5 分钟。测量取坐位或卧位,注意肢体放松,袖带大小合适。通常测量右上肢血压,袖带应与心脏处于同一水平,同一手臂至少测量 2 次。若血压低于 18.7/12.0 kPa (140/90 mmHg),但较基础血压升高 4.0/2.0 kPa(30/15 mmHg)时,虽不作为诊断依据却需要密切随访。对首次发现血压升高者,应间隔 4 小时或以上复测血压,如 2 次测量均为收缩压≥18.7 kPa(140 mmHg)和(或)舒张压≥12.0 kPa(90 mmHg)即可诊断为高血压。对严重高血压孕妇收缩压≥21.3 kPa(160 mmHg)和(或)舒张压≥14.7 kPa(110 mmHg)时,间隔数分钟重复测定后即可以诊断。

(三)蛋白尿的检测和诊断

高危孕妇每次产前检查均应检测尿蛋白。尿蛋白检测应留取中段尿或导尿。蛋白尿的诊断标准:随机中段尿检测尿蛋白≥(+);或可疑子痫前期孕妇检测 24 小时尿蛋白定量,尿蛋白≥0.3 g/24 h;或尿蛋白/肌酐比值≥0.3。尿蛋白定性比较方便,但是容易受到外界因素的影响;24 小时尿蛋白定量比较客观、准确,但比较麻烦,可以用 12 小时或 6 小时尿蛋白定量替代。尿蛋白(+)时通常尿蛋白含量为 300 mg/24 h。尿蛋白量不作为子痫前期严重程度的独立指标,而且即使尿蛋白阴性,只要血压升高同时合并某些严重表现,仍可做出子痫前期的诊断。此外,应注意蛋白尿的进展性变化以及排查蛋白尿与孕妇肾脏疾病和自身免疫性疾病的关系。

五、鉴别诊断

(一)妊娠期高血压、子痫前期与慢性肾炎鉴别

主要的鉴别点:慢性肾炎合并妊娠的患者往往会有肾炎的病史,实验室检查会先有蛋白尿,重者可发现管型及肾功能损害,伴有持续性血压升高,眼底可有肾炎性视网膜病变。结束妊娠以后肾功能损害和蛋白尿依然存在。隐匿性肾炎较难鉴别,需仔细询问有关病史,如果年轻孕妇在中期妊娠时即发现有持续性蛋白尿,应进一步做肾小球及肾小管功能检查,除外自身免疫性疾病。

(二)子痫的鉴别诊断

(1)确定癫痫发作对于妊娠状态是否纯属偶然(如脑瘤、动脉瘤破裂)。

(2)是否妊娠状态使癫痫发作加重,如血栓性血小板减少性紫癜、溶血尿毒综合征、脑静脉血栓形成。

(3)是否这种癫痫发作为妊娠所特有(如子痫)。

鉴别诊断中应考虑以下问题。①无论患者是否有子痫,持续神经系统功能缺损表明存在解剖学异常,如脑卒中或占位性病变。②不伴神经功能缺损的癫痫发作可能由以下因素触发:代谢异常(如低钙血症、低钠血症、低血糖)、毒素(撤药或戒酒、药物中毒)、感染(脑膜炎、脑炎、脓毒症)或者新近头部创伤。病史、体格检查和实验室检查可有助于鉴别这些疾病与子痫。实验室检查包括电解质、葡萄糖、钙、镁、血液学检查,肾功能检查,肝功能检查和毒物学筛查。患者临床病情稳定时,神经影像学检查在特定病例中有价值。

六、预测与预防

(一)子痫前期的预测

子痫前期的预测对早防早治、降低母胎死亡率有重要意义。许多因素会增加子痫前期发生的风险,但部分子痫前期也可出现在无明显危险因素的首次妊娠妇女中。目前尚无独立可靠的预测子痫前期的方法。首次产前检查应进行风险评估,主张联合多项指标综合评估预测。

1.高危因素

妊娠期高血压疾病发病的高危因素均为该病较强的预测指标。

2.生化指标

(1)可溶性酪氨酸激酶-1升高者子痫前期的发生率升高5～6倍。

(2)PLGF在妊娠5～15周血清浓度<117.4 pmol/L,妊娠16～20周

＜220.2 pmol/L,对子痫前期预测的敏感性、特异性高。

(3)胎盘蛋白 13(placental protein 13,PP13)可作为早发型子痫前期危险评估的标志物。

(4)sEng 在子痫前期临床症状出现前2～3 个月水平即已升高,预测的敏感性较强。

3.物理指标

子宫动脉多普勒超声检查可预测子痫前期,其中子宫动脉搏动指数的预测价值较大。

4.联合检测

(1)分子标志物间联合:sFlt-1/PLGF＞10 提示 5 周内可能发生肺栓塞;妊娠早期 PLGF 联合 PP13,PLGF 联合 sEng,预测检出度较高。

(2)分子标志物联合子宫动脉(UA)多普勒:UA 多普勒联合 PP13 及 β-HCG,检出率高达 100%,假阳性率仅 3%;UA 多普勒联合 PLGF 或 sFlt-1 或 sEng;UA 多普勒联合 PP13 及妊娠相关血浆蛋白 A;抑制素 A 联合 UA 多普勒检出率较高,假阳性较低。

(二)子痫前期的预防

对子痫前期的低危人群目前尚无有效的预防方法。对高危人群可能有效的预防措施包括以下内容。

1.适度锻炼

不建议卧床休息或限制其他体力活动来预防子痫前期及其并发症。相反,适量锻炼可以改善血管的功能,刺激胎盘血管生成,从而预防子痫前期的发生。在非妊娠患者中适当的运动可以减少高血压和心血管疾病的发生,建议正常妊娠妇女每天做 30 分钟的适当锻炼。

2.合理饮食

妊娠期不推荐严格限制盐的摄入,也不推荐肥胖孕妇限制热量摄入,因限制蛋白和热量的摄入不会降低发生妊娠期高血压发生的风险,反而会增加胎儿生长受限的风险。有研究怀疑维生素 D 缺乏是导致子痫前期的一个危险因素。但是,补充维生素 D 是否有用仍然未知。对于其他营养干预(如鱼油、蒜)目前还没有足够的证据说明可预防子痫前期的发生。补充维生素 C、维生素 E 并不能降低子痫前期发生的风险。因此,并不建议使用维生素 C、维生素 E 来预防子痫前期的发生。

3.补充钙剂

对于钙摄入低的人群(<600 mg/d),推荐口服钙,补充量至少为 1 g/d 以预防子痫前期。正常钙摄入的高危孕妇推荐预防性补充钙剂,每天口服 1.5~2 g。

4.抗凝药物治疗

推荐对存在子痫前期复发风险如存在子痫前期史(尤其是较早发生子痫前期史或重度子痫前期史),有胎盘疾病史如胎儿生长受限、胎盘早剥病史,存在肾脏疾病及高凝状况等子痫前期高危因素者,可以在妊娠 12 周开始服用小剂量阿司匹林(60~80 mg),直至分娩。服药期间,注意监测病情。

七、治疗

妊娠期高血压疾病治疗的目的:预防重度子痫前期和子痫发生,降低母儿围生期疾病发病率和死亡率,改善围产结局。治疗时需综合考虑孕周、疾病的严重程度及治疗效果。终止妊娠是最有效的治疗措施,其他治疗手段只是缓解病情,为胎儿成熟赢得时间。

治疗基本原则是休息、镇静、预防抽搐、有指征地降压、利尿、密切监测母儿情况,适时终止妊娠。应根据病情的轻重缓急和分类进行个体化治疗。

(1)妊娠期高血压:一般采用休息、镇静、对症等处理后,病情可得到控制,若血压升高,可予以降压治疗。

(2)子痫前期:预防抽搐,有指征地降压、利尿、镇静,密切监测母胎情况,预防和治疗严重并发症,适时终止妊娠。

(3)子痫:需要及时控制抽搐的发作,防治并发症,经短时间控制病情后及时终止妊娠。

(4)妊娠合并慢性高血压:以降压治疗为主,注意预防子痫前期的发生。

(5)慢性高血压并发子痫前期:兼顾慢性高血压和子痫前期的治疗。

八、评估和监测

妊娠期高血压疾病,尤以子痫前期-子痫累及多器官损害,临床表现多样、病情复杂、变化快,分娩和产后的生理变化以及各种不良刺激等均可导致病情加重。因此,对产前、产时和产后的病情进行密切监测和评估十分重要,目的在于了解病情轻重和进展情况,及时合理干预,早防早治,避免不良妊娠结局的发生。

(一)基本监测

注意头痛、眼花、胸闷、上腹部不适或疼痛及其他消化系统症状,检查血压、体重、尿量变化和血、尿常规,注意胎动、胎心等的监测。

(二)孕妇的特殊检查

孕妇的特殊检查包括眼底、凝血功能、重要器官功能、血脂、血尿酸、尿蛋白定量和电解质等检查,有条件的单位建议检查自身免疫性疾病相关指标。

(三)胎儿的特殊检查

胎儿的特殊检查包括胎儿电子监护、超声监测胎儿生长发育、羊水量,如可疑胎儿生长受限,有条件的单位注意检测脐动脉和大脑中动脉血流阻力等。

(四)检查项目和频度

根据病情决定,以便于掌握病情变化。

九、处理

(一)一般治疗

1.治疗地点

妊娠期高血压孕妇可居家或住院治疗;非重度子痫前期孕妇应评估后决定是否住院治疗;重度妊娠期高血压、重度子痫前期及子痫孕妇均应住院监测和治疗。

2.休息和饮食

应注意休息,保证充足的睡眠,取左侧卧位,每天休息不少于 10 小时。左侧卧位可减轻子宫对腹主动脉、下腔静脉的压迫,使回心血量增加,改善子宫胎盘的血供。以前认为住院卧床休息可预防和减少重度子痫前期的发生。但是有研究表明:住院休息并不能改善母儿结局,在分娩孕周、重度子痫前期、早产、FGR、新生儿转新生儿加强监护病房、围生儿死亡率方面均无差别。保证摄入足量的蛋白质和热量,适度限制食盐摄入。

3.镇静

对于精神紧张、焦虑或睡眠欠佳者可给予镇静剂,必要时可睡前口服地西泮 2.5~5.0 mg。

(二)降压

降压的目的是预防心脑血管意外和胎盘早剥等严重母胎并发症。对于收缩压≥21.3 kPa(160 mmHg)和(或)舒张压≥14.7 kPa(110 mmHg)的高血压孕妇应进行降压治疗;收缩压≥18.7 kPa(140 mmHg)和(或)舒张压≥12.0 kPa(90 mmHg)的高血压患者也可应用降压药。

目标血压:孕妇未并发器官功能损伤,收缩压应控制在 17.3~20.7 kPa

(130～155 mmHg)为宜,舒张压应控制在 10.7～14.0 kPa(80～105 mmHg);孕妇并发器官功能损伤,则收缩压应控制在17.3～18.5 kPa(130～139 mmHg),舒张压应控制在 10.7～11.9 kPa(80～89 mmHg)。降压过程应使血压下降平稳,不可波动过大,且血压不可低于 17.3/10.7 kPa(130/80 mmHg),以保证子宫-胎盘血流灌注。在出现严重高血压,或发生器官损害如急性左心室功能衰竭时,需要紧急降压到目标血压范围,注意降压幅度不能太大,以平均动脉压的 10%～25%为宜,24～48 小时达到稳定。

降压药物选择的原则:对胎儿无毒副作用,不影响心排血量、肾血浆流量及子宫胎盘灌注量,不致血压急剧下降或下降过低。孕期一般不使用利尿剂降压,以防血液浓缩、有效循环血量减少和高凝倾向。不推荐使用阿替洛尔和哌唑嗪。硫酸镁不作为降压药使用。妊娠中晚期禁止使用血管紧张素转换酶抑制剂(ACEI)和血管紧张素Ⅱ受体拮抗剂。

1.拉贝洛尔

拉贝洛尔为α受体阻滞剂、β受体阻滞剂,降低血压但不影响肾及胎盘血流量,并增加前列环素水平、降低血小板消耗及对抗血小板的凝集,促进胎儿肺成熟。该药显效快,不引起血压过低或反射性心动过速。在早孕期使用β受体阻滞剂,可能导致 FGR。用法为 50～150 mg 口服,3～4 次/天,最大量 2 400 mg/d。静脉推注为初始剂量 20 mg,10 分钟后未有效降压则剂量加倍,最大单次剂量80 mg,直到血压被控制,每天最大总剂量 220 mg。静脉滴注为 50～100 mg 加入 5%葡萄糖 250～500 mL,根据血压调整滴速,血压稳定后改口服。不良反应为头皮刺痛及呕吐。但是如果有房室传导阻滞、脑出血等情况,拉贝洛尔要慎用,哮喘和充血性心力衰竭的患者禁用。

2.硝苯地平

硝苯地平为二氢吡啶类钙通道阻滞剂,可阻止细胞外钙离子穿透细胞膜进入细胞内,并抑制细胞内肌浆网的钙离子释入细胞质,从而可解除外周血管痉挛,使全身血管扩张,血压下降,由于其降压作用迅速,除紧急时舌下含服10 mg,目前不主张常规舌下含化。用法为 5～10 mg 口服,每天 3～4 次,24 小时总量不超过 60 mg。缓释片 20 mg 口服,1～2 次/天。其不良反应为心悸、头痛,与硫酸镁有协同作用。

3.尼莫地平

尼莫地平为二氢吡啶类钙通道阻滞剂,其优点在于可选择性扩张脑血管。用法为 20～60 mg 口服,每天 2～3 次;或 20～40 mg 加入 5%葡萄糖 250 mL 中静脉滴注,每天总量不超过 360 mg,该药不良反应为头痛、恶心、心悸及颜面潮红。

4.尼卡地平

尼卡地平为二氢吡啶类钙通道阻滞剂,通过抑制 Ca^{2+} 流入血管平滑肌细胞而发挥血管扩张作用,并能抑制磷酸二酯酶,使脑、冠状动脉及肾血流量增加,起到降压作用。此药对心肌不产生负性肌力作用。用法为口服初始剂量 $20\sim40$ mg,3 次/天;静脉滴注,每小时 1 mg 为起始剂量,根据血压变化每 10 分钟调整用量。不良反应有脚肿、头晕、头痛、脸红。较少有心悸、心动过速、心绞痛加重,常是反射性心动过速的结果,减小剂量或加用 β 受体阻滞剂可以纠正。

5.酚妥拉明

酚妥拉明为 α 受体阻滞剂,$10\sim20$ mg 加于 5% 葡萄糖 $100\sim200$ mL,静脉滴注,以 10 $\mu g/min$ 的速度开始,根据降压效果调整滴注剂量。不良反应为心动过速及直立性低血压。

6.硝酸甘油

硝酸甘油作用于氧化亚氮合酶,可同时扩张静脉和动脉,降低心脏前、后负荷,主要用于合并急性心功能衰竭和急性冠状动脉综合征时的高血压急症的降压治疗。起始剂量 $5\sim10$ $\mu g/min$ 静脉滴注,每 $5\sim10$ 分钟增加滴速至维持剂量 $20\sim50$ $\mu g/min$。不良反应为面部潮红、搏动性头痛,量大时可致直立性低血压。青光眼及颅内高压者禁用。

7.甲基多巴

甲基多巴可兴奋血管运动中枢的 α 受体,抑制外周交感神经而降低血压,妊娠期使用效果较好。用法为 250 mg 口服,每天 3 次。其不良反应为嗜睡、便秘、口干、心动过缓。

8.硝普钠

强有力的速效血管扩张剂,扩张周围血管使血压下降。由于药物能迅速通过胎盘进入胎儿体内,并保持较高浓度,其代谢产物(氰化物)对胎儿有毒性作用,产前应用时间不宜超过 4 小时。分娩期或产后血压过高,应用其他降压药效果不佳时,方可考虑使用。剂量为 50 mg 加入 5% 葡萄糖 500 mL,按 $0.5\sim0.8$ $\mu g/(kg\cdot min)$ 缓慢静脉滴注,开始以 6 滴/分,以后每 5 分钟测血压一次,按血压下降情况,每 5 分钟加 2 滴,直至出现满意降压效果为止,一般控制血压在 18.7/12.0 kPa (140/90 mmHg)即可,并继续维持此血压水平。硝普钠溶液必须避光。用药不宜超过 72 小时。用药期间,应严密监测血压及心率。

(三)硫酸镁防治子痫

硫酸镁是子痫治疗的一线药物,也是重度子痫前期预防子痫发作的预防用药。硫酸镁控制子痫再次发作的效果优于地西泮、苯巴比妥和冬眠合剂等镇静药物。除非存在硫酸镁应用禁忌证或者硫酸镁治疗效果不佳,否则不推荐使用苯巴比妥和苯二氮䓬类药物(如地西泮)用于子痫的预防或治疗。对于非重度子痫前期的患者也可酌情考虑应用硫酸镁。

1.作用机制

硫酸镁的作用机制:①镁离子抑制运动神经末梢释放乙酰胆碱,阻断神经肌肉接头间的信息传导,使骨骼肌松弛;②镁离子刺激血管内皮细胞合成前列环素,抑制内皮素合成,降低机体对血管紧张素Ⅱ的反应,从而缓解血管痉挛状态;③镁离子通过阻断谷氨酸通道阻止钙离子内流,解除血管痉挛,减少血管内皮损伤;④镁离子可提高孕妇和胎儿血红蛋白的亲和力,改善氧代谢。

2.用药指征

控制子痫抽搐及防止再抽搐;预防重度子痫前期发展成为子痫;子痫前期临产前用药,预防产时或产后子痫抽搐。

3.用药方案

(1)控制子痫:静脉用药,负荷剂量为 4～6 g(常用 5 g),溶于 10% 葡萄糖 20 mL 静脉推注(15～20 分钟),或加入 5% 葡萄糖 100 mL 内快速静脉滴注(20 分钟内),继而 1～2 g/h 静脉滴注维持。或者夜间睡眠前停用静脉给药,改用肌内注射,用法为 25% 硫酸镁 20 mL＋2% 利多卡因 2 mL 深部臀肌注射。24 小时应用硫酸镁总量为 25～30 g。

(2)预防子痫发作:负荷和维持剂量同控制子痫处理。一般每天静脉滴注 6～12 小时,24 小时总量不超过 25 g;用药期间每天评估病情变化,决定是否继续用药。

4.硫酸镁该何时应用、持续多长时间

美国推荐于引产和产时可以持续使用硫酸镁,若剖宫产术中应用要注意产妇心脏功能;产后继续使用 24～48 小时。若为产后新发现高血压合并头痛或视物模糊,建议启用硫酸镁治疗。

(1)轻度子痫前期:即使不接受硫酸镁治疗,发生子痫的概率也很低,大约为 1/200。大多数是于足月后或产后发生。如果是临产后发展为子痫,常为自限性,对母体不会带来非常大的并发症。如果要使子痫发生率降低 50%,需要治疗 400 例轻度子痫前期才能预防 1 例子痫的发生,硫酸镁治疗产生的不良反应远大于所带来的好处。因此,在轻度子痫前期患者常规使用硫酸镁预防子痫,还有待研究。

(2)重度子痫前期:不用硫酸镁治疗时重度子痫前期发生子痫的发生率为2%,用硫酸镁治疗时子痫发生率为0.6%,因此治疗71例重度子痫前期就可以预防1例子痫。用硫酸镁治疗提示有发生子痫征兆的重度子痫前期的患者,每治疗36例就能预防1例子痫的发生,这类患者是硫酸镁的最佳适应证。

5.毒性反应

正常孕妇血清镁离子浓度为0.75~1.00 mmol/L,治疗有效浓度为2.5~3.5 mmol/L,若血清镁离子浓度超过3.5 mmol/L即可发生镁中毒。镁中毒在肾功能良好的女性中并不常见。毒性与血清镁浓度相关:浓度为3.5~5.0 mmol/L时发生膝反射消失,浓度为5.0~6.5 mmol/L时发生呼吸麻痹,浓度>7.5 mmol/L时心脏传导发生变化,浓度>12.5 mmol/L时发生心搏骤停。

镁中毒首先表现为膝反射减弱或消失,继之出现全身肌张力减退、呼吸困难、复视、语言不清,严重者可出现呼吸肌麻痹,甚至呼吸、心跳停止,从而危及生命。

6.注意事项

用药前及用药过程中应注意以下事项:定时检查膝反射是否减弱或消失;呼吸不少于16次/分;尿量每小时不少于17 mL或每24小时不少于600 mL;硫酸镁治疗时需备钙剂,一旦出现中毒反应,需立即停用硫酸镁并缓慢(5~10分钟)静脉推注10%葡萄糖酸钙10 mL,1 g葡萄糖酸钙静脉推注可以逆转轻至中度的呼吸抑制。

(四)扩容

子痫前期孕妇需要限制补液量以避免肺水肿。除非有严重的液体丢失(如呕吐、腹泻、分娩失血)使血液明显浓缩,血容量相对不足或高凝状态者,通常不推荐行扩容治疗。扩容疗法可增加血管外液体量,导致一些严重并发症的发生,如心功能衰竭、肺水肿等。子痫前期孕妇出现少尿,若无肌酐水平升高不建议常规补液。

(五)镇静

适当镇静可消除患者的焦虑和精神紧张,改善睡眠、预防子痫发作。

1.地西泮

地西泮具有较强的镇静、抗惊厥、肌肉松弛作用,对胎儿及新生儿的影响较小。用法为 2.5～5 mg 口服,每天 2～3 次,或者睡前服用;或 10 mg 肌内注射或静脉缓慢推入(＞2 分钟),必要时间隔15 分钟后重复给药。1 小时内用药超过 30 mg可能发生呼吸抑制,24 小时总量不超过 100 mg。

2.冬眠药物

冬眠药物由氯丙嗪(50 mg)、哌替啶(100 mg)和异丙嗪(50 mg)3 种药物组成,可广泛抑制神经系统,有助于解痉降压,控制子痫抽搐。用法为 1/3～1/2 量肌内注射,或以半量加入 5％葡萄糖250 mL静脉滴注。

(1)优点:能解除血管痉挛,改善微循环;降压作用迅速,而且可降低机体新陈代谢速度,因而可有助于提高机体对缺氧的耐受性;并对大脑皮质和自主神经系统有广泛抑制作用,从而减轻机体对不良刺激的反应,有利于控制子痫抽搐。

(2)缺点:血压易急速下降,可使肾及胎盘血流量更为不足,对胎儿不利,重症患者常有肝损,若使用较多的冬眠合剂,可加重肝功能损害;氯丙嗪又可抑制 ATP 酶系统,影响细胞的钠泵功能,有时可导致低血钾出现。故仅应用于硫酸镁控制抽搐效果不佳者。

3.苯巴比妥钠

苯巴比妥钠具有较好的镇静、抗惊厥、控制抽搐作用,用于子痫发作时 0.1 g 肌内注射,预防子痫发作时 30 mg 口服,每天 3 次。由于该类药物可致胎儿产生呼吸抑制,分娩 6 小时前宜慎重。

(六)利尿药物

子痫前期患者存在血液浓缩、有效循环血量减少和高凝状态,利尿剂减少血容量、加重血液浓缩、减少胎盘灌流,目前不主张常规使用利尿剂,主张有指征应用。仅当孕妇全身水肿、肺水肿、脑水肿、肾功能不全、急性心力衰竭时,可酌情使用利尿剂。

1.氢氯噻嗪

氢氯噻嗪是作用于肾髓襻升支皮质部及远曲小管前段的利尿剂,可使钠、钾、氯和水分排出增多。此药较为安全。常用量:每天 2 次,每次 25 mg。

2.呋塞米

呋塞米主要作用于肾髓襻升支,为高效利尿剂,有较强的排钠、排钾作用,容易造成电解质平衡失调,对脑水肿、无尿或少尿患者的疗效显著,与洋地黄并用,对于控制妊娠期高血压疾病相关的心力衰竭作用良好,常用量:20～40 mg,静脉推注(溶于 50％葡萄糖20 mL),如 1 小时未见效,可加倍剂量静脉推注。

3.甘露醇

本品为渗透性利尿剂,注入体内后由肾小球滤过,极少由肾小管再吸收,所有滤过的甘露醇均在尿中排出。在尿内排出甘露醇颗粒时,带出大量水分,导致渗透性利尿,同时可丢失大量钠离子,需防止出现低钠血症;大剂量快速滴注甘露醇可导致一过性的血容量增加,故有肺水肿、心衰倾向的患者慎用。子痫或子痫前期有颅内压升高时,应用甘露醇降低颅内压可取得一定疗效。常用剂量为20%甘露醇250 mL在15~20分钟内快速静脉滴注。如静脉滴注速度缓慢,则利尿作用差。该药属高渗性利尿剂,心衰和肺水肿时禁用。

(七)纠正低蛋白血症

严重低蛋白血症伴腹水、胸腔积液或心包积液者,应补充清蛋白或血浆,同时注意配合应用利尿剂及严密监测病情变化。

(八)促胎肺成熟

孕周<34周并预计在1周内分娩的子痫前期孕妇,均应接受糖皮质激素促胎肺成熟治疗。用法为地塞米松5 mg或6 mg,肌内注射,每12小时1次,连续4次;或倍他米松12 mg,肌内注射,每天1次,连续2天。

目前,尚无足够证据证明地塞米松、倍他米松及不同给药方式有促胎肺成熟治疗的优劣。不推荐反复、多疗程产前给药。如果在较早期初次促胎肺成熟后又经过一段时间(2周左右)保守治疗,但终止孕周仍<34周时,可以考虑再次给予同样剂量的促胎肺成熟治疗。

(九)适时终止妊娠

子痫前期孕妇经积极治疗,而母胎状况无改善或者病情持续进展的情况下,终止妊娠是唯一有效的治疗措施。

1.终止妊娠时机

(1)妊娠期高血压、病情未达重度的子痫前期孕妇可行期待治疗至孕37周以后。

(2)重度子痫前期孕妇:妊娠不足26周孕妇经治疗仍为病情危重者建议终止妊娠。孕26周至不满28周患者根据母胎情况及当地母儿诊治能力决定是否可以行期待治疗。孕28~34周,若病情不稳定,经积极治疗病情仍加重,应终止妊娠;如病情稳定,可以考虑期待治疗,并建议转至具备早产儿救治能力的医疗机构。孕周>34周的孕妇,可考虑终止妊娠。

(3)子痫:控制病情后即可考虑终止妊娠。

(4)慢性高血压合并妊娠:可期待治疗至 38 周终止妊娠。

(5)慢性高血压并发子痫前期:伴严重表现的子痫前期(重度),孕周≥34 周则终止妊娠;无严重表现子痫前期(轻度),37 周终止妊娠。

2.终止妊娠指征

重要的是进行病情程度分析和个体化评估,既不失终止时机又争取获促胎肺成熟时间。

(1)重度子痫前期发生母儿严重并发症者,需要稳定母体状况后尽早在 24 小时内或 48 小时内终止妊娠,不考虑是否完成促胎肺成熟。严重并发症包括重度高血压不可控制、高血压脑病和脑血管意外、子痫、心功能衰竭、肺水肿、完全性和部分性 HELLP 综合征、DIC、胎盘早剥和胎死宫内。当存在母体器官系统受累时,评定母体器官系统累及程度、发生严重并发症的紧迫性以及胎儿安危情况,综合考虑终止妊娠时机:例如血小板计数<$100×10^9$/L、转氨酸水平轻度升高、肌酐水平轻度升高、羊水过少、脐血流反向、胎儿生长受限等,可同时在稳定病情和严密监护之下尽量争取给予促胎肺成熟后终止妊娠;对已经发生胎死宫内者,可在稳定病情后终止妊娠。总之,母体因素和胎盘-胎儿因素的整体评估是终止妊娠的决定性因素。

(2)蛋白尿及其程度虽不单一作为终止妊娠的指征,却是综合性评估的重要因素之一,需注意母儿整体状况的评估:如评估母体低蛋白血症、伴发腹水和(或)胸腔积液的严重程度及心肺功能,评估伴发存在的母体基础疾病如系统性红斑狼疮、肾脏疾病等病况,与存在的肾功能受损和其他器官受累情况综合分析,确定终止妊娠时机。

3.终止妊娠的方式及分娩期间注意事项

(1)引产:适用于病情控制后,宫颈条件成熟者。先行人工破膜,羊水清亮者,可给予缩宫素静脉滴注引产。第一产程应密切观察产程进展状况,保持产妇安静和充分休息。第二产程应以会阴后侧切开术、胎头吸引或低位产钳助产缩短产程。第三产程应预防产后出血。产程中应加强母儿安危状况及血压监测,血压控制在<21.3/14.7 kPa(160/110 mmHg)。一旦出现头痛、眼花、恶心、呕吐等症状,病情加重,立即以剖宫产结束分娩。

若宫颈条件不成熟,可以先促宫颈条件成熟后引产。但对于重度子痫前期而言,尽量避免时间过久的引产及成功可能性较低的引产。对孕龄<32 周且 Bishop 评分较低的重度子痫前期或子痫患者引产时,常出现不确定的胎心描记结果和宫颈扩张失败。在此情况下,仅有不到 1/3 的早产引产能够经阴道分娩,

因此,采取剖宫产分娩更为合理。

(2)剖宫产:适用于有产科指征者,宫颈条件不成熟,不能在短时间内经阴道分娩,引产失败,胎盘功能明显减退,或已有胎儿窘迫征象者。产时、产后不可应用任何麦角新碱类药物。

(十)子痫的处理

子痫是妊娠期高血压疾病最严重的阶段,是妊娠期高血压疾病所致母儿死亡的最主要原因,应积极处理。

子痫处理原则:控制抽搐,纠正缺氧和酸中毒,控制血压,抽搐控制后终止妊娠。

1.一般紧急处理

预防患者坠地外伤、唇舌咬伤,需保持气道通畅,维持呼吸、循环功能稳定,密切观察生命体征、尿量(留置导尿管监测)等。避免声、光等一切不良刺激。

2.控制抽搐

硫酸镁是治疗子痫及预防复发的首选药物。静脉用药负荷剂量为 4~6 g,溶于 10%葡萄糖 20 mL,静脉推注(15~20 分钟),或 5%葡萄糖 100 mL 快速静脉滴注,继而以 1~2 g/h 静脉滴注维持。或者夜间睡眠前停用静脉给药,改用肌内注射,用法为 25%硫酸镁 20 mL+2%利多卡因 2 mL 臀部肌内注射。24 小时应用硫酸镁总量为 25~30 g。当孕妇存在硫酸镁应用禁忌证或硫酸镁治疗无效时,可考虑应用地西泮、苯巴比妥或冬眠合剂控制抽搐。

对于正接受硫酸镁维持治疗的患者,如果复发抽搐,可在维持剂量基础上额外快速(5~10 分钟内)给予 2 g 硫酸镁,并频繁监测镁中毒征象(如膝反射消失、呼吸频率<12 次/分)。如果两次快速给药仍不能控制抽搐发作,就应给予其他药物如地西泮 5~10 mg 静脉给药,每 5~10 分钟 1 次,速率≤5 mg/min,最大剂量 30 mg。80%以上的患者使用地西泮后,5 分钟之内可控制癫痫发作。

3.控制血压和监控并发症

脑血管意外是子痫患者死亡的最常见原因。当收缩压持续≥21.3 kPa(160 mmHg)、舒张压≥14.7 kPa(110 mmHg)时要积极降压以预防心脑血管并发症。对于控制高血压和抽搐发作后 10~20 分钟内病情仍无好转的患者,以及有神经系统异常的患者,应请神经科医师进行评估。甘露醇在子痫患者的常规治疗中无效并可能是有害的,因为它可通过受损的血-脑屏障进入大脑,逆转渗透压梯度,从而增加颅内压。对于出现有可能与颅内压增高相关症状或体征(如意识减退、视盘水肿、呼吸抑制)的女性,应请神经科医师会诊协助处理。

4.纠正缺氧和酸中毒

可行面罩和气囊吸氧,根据二氧化碳结合力及尿素氮值,给予适量4%碳酸氢钠纠正酸中毒。

5.终止妊娠

子痫控制且病情稳定,应尽快终止妊娠。

(十一)产后处理

重度子痫前期孕妇产后应继续使用硫酸镁至少24小时,预防产后子痫;注意产后迟发型子痫前期及子痫(发生在产后48小时后的子痫前期及子痫)的发生。子痫前期孕妇产后3~6天是产褥期血压高峰期,高血压、蛋白尿等症状仍可能反复出现甚至加重,此期间仍应每天监测血压。若产后血压升高至≥20.0/13.3 kPa(150/100 mmHg,两次测量间隔>4小时)应继续给予降压治疗。哺乳期可继续应用产前使用的降压药物,禁用ACEI和ARB类(卡托普利、依那普利除外)降压药。产后血压持续升高要注意评估和排查孕妇其他系统疾病的存在。注意监测及记录产后出血量。孕妇重要器官功能稳定后方可出院。产后6周患者血压仍未恢复正常时应于产后12周再次复查血压,以排除慢性高血压,必要时建议内科诊治。

十、HELLP 综合征

HELLP综合征以溶血、转氨酸升高及血小板计数减少为特点,是妊娠期高血压疾病的严重并发症,常危及母儿生命。

(一)诊断

本病表现多为非特异性症状,确诊主要依靠实验室检查。溶血、转氨酸升高、低血小板3项指标全部达到标准为完全性,其中任1项或2项异常,未全部达到上述标准的称为部分性HELLP综合征。诊断指标如下。

1.血管内溶血

外周血涂片见破碎红细胞、球形红细胞,胆红素≥20.5 μmol/L,血清结合珠蛋白<250 mg/L。

2.转氨酸升高

LDH升高,ALT≥40 U/L或AST≥70 U/L。

3.血小板计数减少

血小板计数<100×10⁹/L。

(二)鉴别诊断

HELLP 综合征应注意与血栓性血小板减少性紫癜、溶血性尿毒综合征、妊娠期急性脂肪肝等鉴别(表 8-2)。

表 8-2　HELLP 综合征的鉴别诊断

鉴别项目	HELLP 综合征	血栓性血小板减少性紫癜	溶血尿毒症综合征	妊娠期急性脂肪肝
主要损害器官	肝脏	神经系统	肾脏	肝脏
妊娠期	中、晚期	中孕	产后	晚孕
高血压、蛋白尿	有	无	无	无
血小板	减少	严重减少	减少	正常/减少
PT/APTT	正常	正常	正常	延长
血糖	正常	正常	正常	降低
纤维蛋白原	正常	正常	正常	减少
肌酐	正常/增高	显著增高	显著增高	显著增高
转氨酶	增高	正常	正常	增高
胆红素	增高	增高	增高	显著增高
血氨	正常	正常	正常	显著增高
贫血	无/轻度	无/轻度	严重	无

注:PT 为凝血酶原时间,APTT 为活化部分凝血活酶时间。

(三)处理

HELLP 综合征必须住院治疗,应尽快终止妊娠。按伴严重表现子痫前期的处理原则,其他治疗措施如下。

1.有指征的输注血小板和使用肾上腺皮质激素

(1)血小板计数<50×10^9/L,可考虑肾上腺皮质激素治疗。

(2)血小板计数<50×10^9/L,且血小板计数迅速下降或者存在凝血功能障碍时应考虑备血,包括血小板。

(3)血小板计数<20×10^9/L 时,分娩前建议输注血小板。

2.适时终止妊娠

(1)时机:绝大多数 HELLP 综合征患者应尽快终止妊娠。孕周≥34 周或胎肺已成熟、有胎儿窘迫、先兆肝破裂及病情恶化者,应立即终止妊娠;病情稳定、妊娠<34 周、胎肺不成熟及胎儿情况良好者,可延长 48 小时,以完成糖皮质激素促胎肺成熟治疗,然后终止妊娠。

（2）分娩方式：HELLP 综合征患者可酌情放宽剖宫产指征。

（3）麻醉：血小板计数＞$70×10^9$/L，若无凝血功能障碍和进行性血小板计数下降，首选区域麻醉。

3.其他治疗

目前尚无足够证据证明血浆置换或血液透析在 HELLP 综合征治疗中的价值。

第六节　妊娠期急性脂肪肝

妊娠期急性脂肪肝（acute fatty liver of pregnancy，AFLP）是由妊娠期肝脏发生严重急性脂肪变性所致。多见于妊娠晚期，以凝血功能障碍、肝功能衰竭及明显肝脏脂肪浸润为特征。该病发生率为 1/16 000～1/7 000。起病急，病情重，有较高的母儿死亡率，是严重的产科并发症。

一、发病机制

AFLP 的发病机制尚不十分清楚，但在初产妇、双胎及多胎妊娠时 AFLP 发病风险增加。胎儿性别为男性时，AFLP 的发生风险增高 3 倍。此外，病毒感染、药物（如四环素）、遗传因素、营养不良等均有可能通过破坏线粒体脂肪酸氧化使 AFLP 发生风险增高。

（一）胎儿线粒体脂肪酸氧化异常

它是 AFLP 发病的主导学说。该学说认为，AFLP 是胎源性疾病，属于线粒体细胞病的一种。其特点为呕吐、低血糖、乳酸酸中毒、氮质血症及器官内小泡性脂肪沉积。异常的线粒体 β-氧化是其发病原因。长链 3-羟酰基辅酶 A 脱氢酶（LCHAD）是催化线粒体脂肪酸 β-氧化的限速酶。胎儿 LCHAD 发生突变可导致 LCHAD 功能缺陷，引起胎儿脂肪酸积聚并进入母体循环，使母肝细胞脂肪沉积和肝功能受损。在婴儿，LCHAD 缺陷可导致非酮症低血糖、肝性脑病、心肌病、周围神经系统疾病及猝死等。

（二）妊娠期激素水平增高与 AFLP 发病有关

妊娠期妇女体内雌激素、肾上腺皮质激素、生长激素等均明显升高，可使脂肪酸代谢障碍,致使游离脂肪酸堆积于肝、脑、肾、胰腺等脏器,并对其造成损害。此外,研究还显示过量雌、孕激素可使小鼠肝细胞内线粒体中链脂肪酸 β-氧化及三羧酸循环减少。

二、病理生理

AFLP 的基本病理生理是大量的脂质聚集在以肝脏为主的多个脏器内(包括肾脏、胰腺、脑和骨髓)等,引起多脏器功能损害。

(一)肝脏

AFLP 患者肝脏内脂肪含量可达 13％～19％。肝脏内过量的脂肪酸堆集导致产生大量的氨,引起肝性脑病;抑制肝糖原合成和糖异生,导致继发性低血糖;最终发生肝功能衰竭。

(二)肾脏

AFLP 患者的肾小管上皮会沉积大量的游离脂肪酸,引起肾小管的重吸收障碍,导致水、钠潴留,进而出现高血压、蛋白尿、全身水肿等类似子痫前期的表现,随病情进展最终发生急性肾衰竭。

(三)胰腺

过多堆集的游离脂肪酸对胰腺有毒害作用,部分患者出现胰腺炎症状。

三、临床表现

(一)发病时间

平均发病孕周为 35～36 周。但也有妊娠 22 周发病的报道。

(二)前驱症状

几乎所有患者起病前 1～2 周可出现倦怠、全身不适,临床易忽视。

(三)消化道症状

恶心、呕吐(70％)、上腹不适(50％～80％)及厌食,部分患者(15％～50％)出现黄疸,呈进行性加深,通常无皮肤瘙痒。

(四)类似子痫前期的症状

约 50％患者出现血压升高、蛋白尿、水肿等。若处理不及时,病情继续进展,可出现低血糖、凝血功能障碍、上消化道出血、急性胰腺炎、尿少、无尿、肾衰竭、腹水、败血症、意识障碍、精神症状及肝性脑病,常于短期内死亡。胎儿可出现宫内窘迫、死胎、新生儿死亡。

四、辅助检查

(一)实验室检查

(1)血常规:白细胞计数显著升高,血小板计数减少。

(2)肝、肾功能:转氨酶轻~中度升高(多数不超过 500 U/L);血清碱性磷酸酶、胆红素明显增高,可出现胆酶分离现象,低蛋白血症;尿酸、肌酐、尿素氮水平增高,低血糖,严重者出现乳酸酸中毒。

(3)血脂异常:低胆固醇血症、三酰甘油降低。

(4)凝血因子减少:低纤维蛋白原血症、凝血酶原时间延长、抗凝血酶Ⅲ减少。

(5)基因检测:胎儿或新生儿行 LCHAD 突变检测可有阳性发现。

(二)影像学检查

(1)超声检查:超声图像显示弥漫性肝实质回声增强,呈现"亮肝"。

(2)CT 检查:显示病变肝脏密度降低,肝脏 CT 值低于 40 HU 提示明显脂肪变性。

(3)MRI 检查:是检测细胞质内少量脂肪的敏感方法。

影像学检查具有一定假阴性率,故阴性结果不能排除 AFLP 的诊断。影像学检查的最主要意义在于排除其他肝脏疾病,如肝脏缺血、梗死、破裂和布加综合征。

(三)肝穿刺活检

AFLP 特征性的镜下改变是肝细胞小泡样脂肪变性,可表现为微小的胞质空泡或弥漫性细胞质气球样变。肝内胆汁淤积的组织学特征也较常见,约 50% 的病例可见到肝细胞炎症改变,但均不明显,无大片肝细胞坏死,肝小叶完整。上述变化可在分娩后数天到数周内完全消失,AFLP 不会进展为肝硬化。

五、诊断

(一)诊断依据

发病于妊娠晚期,无其他原因解释的肝功能异常,终止妊娠后可完全恢复。AFLP 的诊断需排除病毒性肝炎、药物性肝损、妊娠期肝内胆汁淤积症、HELLP 综合征、胆道疾病等。

(二)病理诊断

肝穿刺活检是诊断 AFLP 的标准。但其为侵入性操作,仅适用于临床诊断困难,产后肝功能不能恢复,在疾病早期未出现 DIC 时需要明确诊断以作为终止妊娠指征的患者。

六、鉴别诊断

(一)病毒性肝炎

血清病毒标志物呈阳性,转氨酶升高更加明显,常超过 1 000 U/L,而尿酸水平通常正常,不会出现子痫前期症状。

(二)子痫前期

单纯子痫前期患者通常无黄疸及低血糖,如不合并胎盘早剥,极少发展成严重的凝血功能障碍,少见氮质血症。

(三)妊娠期肝内胆汁淤积症

黄疸常伴有瘙痒,以胆汁酸升高为主,无低血糖、肾功能损害表现及神经系统症状。

七、处理

(一)终止妊娠

1.分娩前稳定母儿状态

控制高血压,纠正低血糖、电解质和凝血异常。监测生命体征,控制静脉输液和血制品的量。评估母体病情的变化,监测胎儿情况。

2.终止妊娠方式

阴道试产适用于已临产、病情稳定,胎儿无宫内窘迫的患者,产程中需严密监护母儿状态。若估计不能短时间内经阴道分娩,应行剖宫产终止妊娠。术前应纠正凝血功能障碍并采取预防产后出血的措施。

3.手术麻醉方式

目前对 AFLP 剖宫产中麻醉方式的选择尚无确定结论,但考虑到凝血功能异常时行椎管内阻滞麻醉有脊髓或硬膜外血肿形成的风险,一般倾向于选择全身麻醉。

(二)对症支持处理

(1)疾病早期给予低脂、低蛋白、高碳水化合物饮食,保证能量供给;晚期患者无法进食时给予肠内、肠外营养。

(2)纠正凝血功能障碍:主要依靠补充凝血因子及血小板。

（3）监测血糖水平，静脉输注葡萄糖以防止低血糖。

（4）对于出现子痫前期症状者，应解痉和降压。

（5）重症患者在围生期转入 ICU 监护。

（6）产后出血的处理：止血、继续纠正凝血功能障碍、补充血容量。

（7）肾功能不全患者控制液体入量，警惕肺水肿的发生，纠正酸中毒，维持电解质平衡，纠正氮质血症，必要时血液透析。

（8）预防继发性感染，围术期给予广谱而肝肾毒性低的抗生素。

（三）新生儿的监测

AFLP 产妇的新生儿存在线粒体内脂肪酸 β-氧化相关酶缺陷的可能，故应从出生后即给予密切监护，警惕低血糖、肝衰竭等疾病发生。明确为 LCHAD 缺陷者，推荐低长链脂肪酸饮食。

参 考 文 献

[1] 郑华恩.妇产科临床实践[M].广州:暨南大学出版社,2018.

[2] 徐光霞,秦山红,赵群.临床妇产科诊疗技术[M].北京/西安:世界图书出版公司,2019.

[3] 刘燕燕.现代临床妇产科疾病诊治[M].哈尔滨:黑龙江科学技术出版社,2018.

[4] 王敏.实用妇产科诊治精要[M].长春:吉林科学技术出版社,2019.

[5] 董平.现代妇产科精要[M].天津:天津科学技术出版社,2018.

[6] 李红.妇产科诊疗思维与实践[M].上海:同济大学出版社,2019.

[7] 吴秀芳.现代妇产科疾病新进展[M].西安:西安交通大学出版社,2018.

[8] 刘红霞.妇产科疾病诊治理论与实践[M].昆明:云南科技出版社,2020.

[9] 焦杰.临床妇产科诊治[M].长春:吉林科学技术出版社,2019.

[10] 闫懋莎.妇产科临床诊治[M].武汉:湖北科学技术出版社,2018.

[11] 周静.临床妇产科疾病诊断与综合治疗[M].开封:河南大学出版社,2019.

[12] 王磊.实用临床妇产科理论与实践[M].北京:科学技术文献出版社,2018.

[13] 于晨芳.现代妇产科疾病诊断精要[M].长春:吉林科学技术出版社,2019.

[14] 吴尚青,刘利虹,彭鹏.实用妇产科诊断与治疗[M].北京:科学技术文献出版社,2018.

[15] 张凤.临床妇产科诊疗学[M].昆明:云南科技出版社,2020.

[16] 于彬.妇产科诊疗基础与临床实践[M].北京:科学技术文献出版社,2019.

[17] 胡相娟.妇产科疾病诊断与治疗方案[M].昆明:云南科技出版社,2020.

[18] 张春艳.现代妇产科诊治要点[M].天津:天津科学技术出版社,2018.

[19] 李洪国.妇产科疾病鉴别诊断与处置[M].长春:吉林科学技术出版社,2019.

[20] 王玲.妇产科诊疗实践[M].福州:福建科学技术出版社,2020.

[21] 姜秀红.妇产科护理思维与实践[M].天津:天津科学技术出版社,2018.

[22] 李建华,陈晓娟,徐成娟.现代妇产科诊治处理[M].北京:科学技术文献出版社,2019.

[23] 马丽.现代妇产科疾病诊治[M].沈阳:沈阳出版社,2020.

[24] 史君兰,孙文红.妇产科疾病诊断与治疗[M].南昌:江西科学技术出版社,2018.

[25] 李佳琳.妇产科疾病诊治要点[M].北京:中国纺织出版社,2021.

[26] 谢云.妇产科常见病诊断与治疗[M].长春:吉林科学技术出版社,2019.

[27] 苏翠红.妇产科常见病诊断与治疗要点[M].北京:中国纺织出版社,2021.

[28] 张绍荣.临床妇产科疾病诊疗学[M].天津:天津科学技术出版社,2018.

[29] 胡炳蕾.实用临床妇产科诊疗学[M].长春:吉林科学技术出版社,2019.

[30] 郭明彩.妇产科常见病与微创治疗[M].北京:科学技术文献出版社,2018.

[31] 张海红.妇产科临床诊疗手册[M].西安:西北大学出版社,2021.

[32] 张海亮.妇产科常见病诊疗[M].长春:吉林科学技术出版社,2019.

[33] 孙朝霞.新编妇产科常见病诊疗精要[M].北京:科学技术文献出版社,2020.

[34] 王江鱼.妇产科常见病诊断与治疗[M].长春:吉林科学技术出版社,2019.

[35] 付晓丽.妇产科临床诊疗经验[M].天津:天津科学技术出版社,2020.

[36] 王博,王超.外泌体在妇科肿瘤中的研究与应用进展[J].上海医学,2020,43(10):640-644.

[37] 徐婉妍,徐小凤,麦今宝,等.异常分娩中臀位助产术的运用分析[J].中国地方病防治杂志,2017,32(4):476-476,478.

[38] 张洁琼,余晓燕,孙世文,等.胎儿异常孕产妇网络同伴支持系统的构建及应用效果评价[J].中华护理杂志,2018,53(7):795-800.

[39] 边立华,孟元光.女性生殖系统发育异常的诊断与治疗[J].中国妇产科临床杂志,2017,18(2):182-183.

[40] 凌思思,徐琦,郑小冬,等.妊娠早期炎症因子与妊娠期糖尿病发生的相关性初步探讨[J].中华妇产科杂志,2020,55(5):333-337.